健康素养系列丛书

防癌抗癌常识

丛书主编　邹志江

丛书副主编　刘亦文　万德芝　王少臣

丛书编委　（按姓氏笔画顺序）

万　娟　万德芝　王少臣　卢小凡　付　恺

许乐为　刘亦文　邹志江　陈国安　吴寒冰

杨　冰　欧阳宗保　张　莉　徐雅金　龚小平

黄迅前　曾庆勇　熊　丽　戴岳华　瞿　园

本书主编　曾庆勇　王丽晶

江西科学技术出版社

前　言

健康是促进人的全面发展的必然要求，是国家富强和人民幸福的重要标志。习近平总书记指出，没有全民健康，就没有全面小康。党的十八届五中全会从协调推进“四个全面”战略布局出发，提出“推进健康中国建设”的宏伟目标，江西省人大十二届五次会议通过的政府工作报告中提出的“推进健康江西建设”，充分体现了党和政府以人为本、执政为民的理念，凸显了党和政府对维护国民健康的高度重视与坚定决心。

随着国家经济的发展，人民生活水平的提高，如何提高国民的健康素养，有效增进国民的健康水平，是迫在眉睫的重大问题，而这个问题的改善需要社会各界有识之士共同努力。

在增进健康的努力中，人们往往过分依赖于医生、药物和医疗设施，却很少重视自身在增进健康中的主导作用，常常自叹工作忙而忽视自我保健，以致产生许多本来可以预防和避免的疾病；部分本来可以根治的疾病，也因此失去了治疗良机，导致健康水平的降低。在日常生活中，有些人被疾病折磨了几十年，仍对自己所患的疾病一无所知，或者知之甚少，把疾病康复的希望全部寄托在医生身上。实际上，医生并不是疾病预防和康复的主体，真正的主体是自己。就拿冠心病来讲：高胆固醇饮食、吸烟、肥胖、高血压和紧张情绪等均是引起和加剧冠心病的危险因素，而这些心理和行为因素都属于可以通过行为方式的改变而消除的危险因素。至于疾病的康复手段和方法，除了药物外，诸如运动、饮食等养生保健方法，更是医生所替代不了的。

依靠自己的主观努力，积极采取一切可以促进健康的自我保健方法，积极配合医生，同不健康、虚弱、疾病、衰老作斗争已越来越被人们所重视。另外，随着国家医疗体制改革进一步深化，医疗保险制度的普及和完善，人们迫切需要一套能比较系统、全面指导预防、医疗、保健、康复的医学科普书籍。为此，我们组织医学专家撰写了这套《健康素养系列丛书》，力求以通俗易懂的文字，把人们日常生活中最常见而又容易忽视的健康知识奉献给关心和爱护健康的人们。

《健康素养系列丛书》为人们防治常见病、慢性病提供了行之有效的自我保健方法，对提高生活质量作了精辟论述，是一套有别于医学专业书籍的新颖的科普知识系列读本。本丛书面向基层，面向群众，通过阅读，使读者能在自己的努力下，进行自我强身，以增强体质，减少疾病；一旦患病，以利尽早发现，及时治疗，早日康复，将疾病带来的损害降至最低限度；讲究实用，力求做到易读、易懂、易操作。一书在手，犹如请了一位家庭医学顾问。

限于水平与时间，本套丛书不足之处在所难免，望广大读者批评、指正。

目录

CONTENTS

第一章　肺癌

第二章　肝癌

第三章　胃癌

第四章　大肠癌

第五章　肾癌

第六章　食道癌

第一章

肺 癌

1 什么是肺癌

肺癌又称原发性支气管肺癌，指的是起源于支气管黏膜上皮的恶性肿瘤，它是发病率和死亡率增长最快、对人类健康和生命威胁最大的恶性肿瘤之一。近50年来，许多国家都有肺癌的发病率和死亡率明显增高的报道，且男性肺癌发病率和死亡率均占所有恶性肿瘤的第一位，女性肺癌发病率和死亡率占第二位。

肺癌的病因至今尚不完全明确，但有资料表明，吸烟与肺癌的发生有非常密切的关系，长期大量吸烟者患肺癌的概率是不吸烟者的10～20倍，且开始吸烟的年龄越小，患肺癌的概率越高。此外，吸烟不仅直接影响本人的身体健康，还对周围人群的健康产生不良影响，导致被动吸烟者肺癌患病率明显增加。还有数据表明，城市居民肺癌的发病率比农村高，这可能与城市大气污染较严重和烟尘中含有致癌物质较多有关。因此，应该提倡不吸烟，并加强改善城市环境卫生工作。

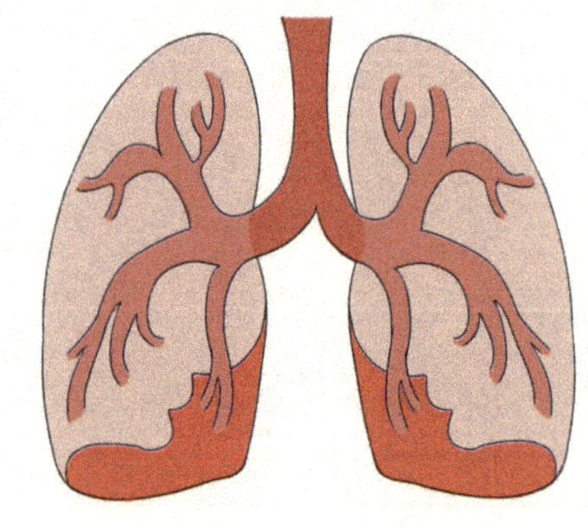

2 哪些因素将导致肺癌

（1）吸烟

国内外资料表明，大量吸烟是导致肺癌发病率居高不下的一个重要因素。烟草烟雾中含有多核香烃、N－亚硝酸、芳香胺、苯以及砷等多种致癌原，烟雾微粒在支气管分叉处沉积，刺激支气管上皮，致支气管黏膜上皮细胞增生，鳞状上皮增生诱发鳞状上皮癌或未分化小细胞癌，从而提高肺癌的发病率。据了解，有吸烟习惯者肺癌发病率比不吸烟者高10倍，吸烟量大者发病率更高，比不吸烟者高20倍。

（2）职业因素

目前已公认，长期接触铀、镭等放射性物质及其衍化物，或致癌性碳氢化合物、砷、铬、镍、石油、石棉、芥子气等物质，均可诱发肺癌。

（3）空气污染

发达国家肺癌的发病率高，主要原因是在工业和交通发达地区，石油、煤和内燃机燃料等燃烧后与沥青公路尘埃相互作用，产生的苯并芘、致癌烃等有害物质会严重污染大气。大气污染与吸烟可以相互影响、互相促

进，起协同作用，共同导致肺癌发病率的增高。

室内同样也有可能会导致肺癌发生的因素，如吸烟者在室内吸烟时产生的烟雾、燃料燃烧和烹调过程中可能产生的致癌物。有资料表明，室内用煤、接触煤烟或煤不完全燃烧产生的污染物都是导致肺癌的危险因素。

（4）电离辐射

肺脏是对放射线较为敏感的器官。电离辐射致肺癌的最初证据是来自 Schneeberg－joakimov 矿山的资料，该矿内空气中氡及其子体浓度高，诱发的多是支气管的小细胞癌。美国曾有报道称，开采放射性矿石的矿工 70%～80% 死于放射引起的职业性肺癌，以鳞状细胞癌为主，从开始接触到发病，时间为 10～45 年，平均时间为 25 年，平均发病年龄为 38 岁。氡及其子体的受量积累超过 120 个工作日时，发病率开始增高；超过 180 个工作日时更显著，增加达 20～30 倍。将小鼠暴露于这些矿山的气体和粉尘中，也可诱发肺癌。日本原子弹爆炸幸存者中，患肺癌的人数显著增加，相关研究者在对广岛原子弹爆炸幸存者进行终身随访时发现，距爆炸中心小于 1400m 的幸存者与距爆炸中心 1400～1900m 乃至 2000m 以外的幸存者相比，前者死于肺癌的人数远高于后者。

（5）有呼吸系统疾病史

如患者曾患有或已患有肺结核、矽肺、尘肺等疾病，则肺癌发病率高于正常人，且以上疾病可与肺癌并存。此外，肺支气管慢性炎症以及肺纤维疤痕病变在愈合过程中可能引起鳞状上皮化生或增生，在此基础上，部分病例可发展成为肺癌。

（6）遗传因素

研究发现，家族中有肺癌患者的人群患肺癌的发病率比一般人群要高，因此遗传因素是导致肺癌的重要自身因素。

（7）饮食与营养

经动物实验证明，维生素 A 及其衍生物 β－胡萝卜素能够抑制化学致癌物诱发的肿瘤。在美国纽约和芝加哥开展的一项调查显示，食物中天然维生素 A、β－胡萝卜素的摄入量与十几年后癌的发生呈负相关，其中最突出的是肺癌，因此，如饮食中长期缺少天然维生素 A、β－胡萝卜素等营养物质，患肺癌的概率会高于营养摄入均衡的人群。

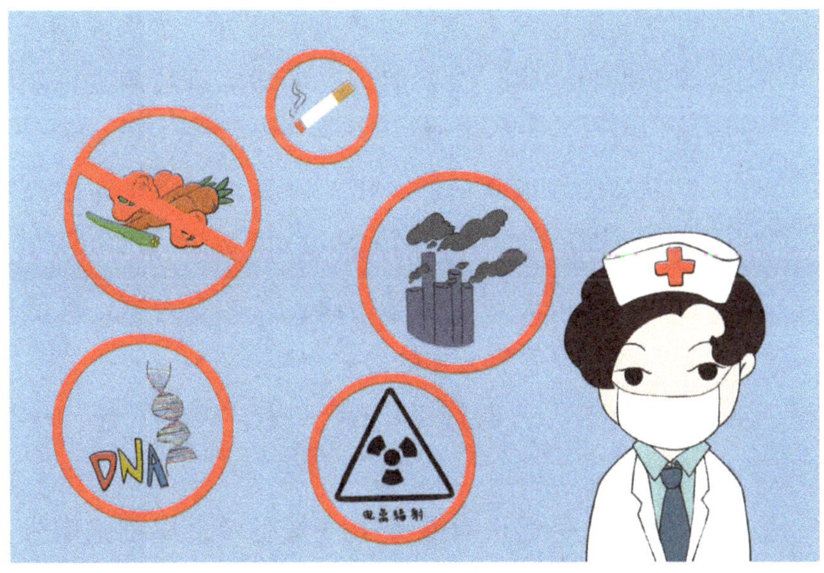

3 家庭生活中如何预防肺癌

近年来，我国的肺癌发病率逐年上升，每年肺癌患者均接近甚至超过100万。继吸烟已被公认为引起肺癌最重要的危险因素之后，当今高压力快节奏的工作生活方式也在一定程度上造成了癌变。此外，厨房油烟、室内装修产生的污染、二手烟、三手烟都是肺癌常见的致病原因。那么，对于肺癌，该如何做好家庭预防呢?

①尽量减少使用煎、炸、烤等容易产生油烟的烹饪方法，厨房内安装合适的抽油烟机。

②尽量远离室内装修污染，尤其是卧室，装修应尽量简单并选择质量合格的装修材料。

③戒烟。远离烟草，做到戒烟从我做起、从身边做起。

④吸二手烟也可导致支气管黏膜上皮细胞增生，诱发鳞状上皮癌或未分化小细胞癌，因此应远离二手烟、三手烟，并鼓励身边的亲人、朋友戒烟。

⑤放松心态，自我减压。肺癌可能具有一定的遗传性，但只是一种潜在的可能性，并不是必然性。有肺癌家族史的朋友应定期体检，争取做到早诊早治，且在日

常生活中要保持健康规律的生活习惯和良好的心情，以避免不良生活习惯及抑郁状态导致的免疫功能低下及内分泌疾病。

肺癌最常见的表现是咳嗽、咳痰、痰中带血丝或血点，咳嗽多为刺激性干咳，持续不愈，有些会被误诊为感冒而延误治疗。有些肺癌患者可有胸闷、气促等症状，一旦出现类似的症状应及时就医，请医生帮助确诊并及时治疗。

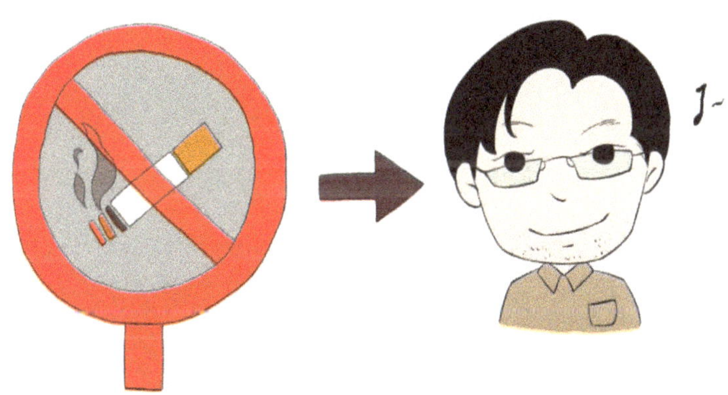

4 做哪些检查可确诊肺癌

（1） X 线检查

通过 X 线检查，可以了解肺癌的部位和大小，并可能看到由于支气管阻塞引起的局部肺气肿、肺不张，以及病灶邻近部位的浸润性病变或肺部炎变。

（2） 支气管镜检查

通过支气管镜，可直接窥察支气管内膜及管腔的病变情况，并可进一步采集肿瘤组织供病理检查，或吸取支气管分泌物做细胞学检查，以明确诊断并判定组织学类型。

（3） 痰细胞学检查

痰细胞学检查是肺癌普查和诊断的有效方法，因为在多数原发性肺癌患者的痰液中可找到脱落的癌细胞。中央型肺癌痰细胞学检查的阳性率可达 70% ~90%，但周围型肺癌痰细胞学检查的阳性率仅约 50%。

（4） 剖胸探查术

肺部肿块经多种检查和短期诊断性治疗仍未能明确病变性质，且又不能排除肺癌可能性的患者，应作剖胸探查术，这样可避免因延误病情而致使肺癌患者失去早期治疗机会的情况。

（5）ECT 检查

ECT 骨显像可以较早地发现骨转移灶，如病灶部成骨反应静止，代谢不活跃，则骨显像为阴性，X 线片为阳性，二者互补，可以提高诊断率。需要注意的是，ECT 骨显像诊断肺癌骨转移的假阳性率可达 20% ~30%，因此，ECT 骨显像阳性者需要做阳性区域骨的 MRI 扫描。

（6）纵隔镜检查

纵隔镜检查主要用于伴有纵隔淋巴结转移、不适合于外科手术治疗、其他方法又不能获得病理诊断的患者。纵隔镜检查需在全麻状态下进行，在胸骨上凹部做横切口，钝性分离颈前软组织达气管前间隙，钝性游离出气管前通道，置入观察镜，缓慢通过无名动脉后方，观察气管旁、气管支气管角及隆突下等部位的肿大淋巴结，用特制活检钳解剖剥离，取得淋巴结组织送病理学检查。

原发性支气管肺癌的诊断依据包括：症状、体征、影像学表现以及痰癌细胞检查。

5 肺癌有哪些外在表现

肺癌的临床表现比较复杂，症状和体征的有无、轻重以及出现的早晚，取决于肿瘤发生部位、病理类型、有无转移、有无并发症，以及患者的反应程度和耐受性的差异。肺癌早期症状常较轻微，甚至无任何不适，其中中央型肺癌症状出现相对较早且重，周围型肺癌症状出现晚且较轻，甚至无症状，常在体检时被发现。肺癌的症状大致分为局部症状、全身症状、肺外症状、外侵和转移症状。

（1）局部症状

局部症状指肿瘤本身在局部生长时刺激、阻塞、浸润和压迫组织所引起的症状。

局部症状一：咳嗽。

咳嗽是最常见的症状，以咳嗽为首发症状者占全部肺癌患者的35%～75%。肺癌所致的咳嗽可能与支气管黏液分泌的改变、阻塞性肺炎、胸膜侵犯、肺不张及其他胸内并发症有关。肿瘤生长于管径较大、对外来刺激较敏感的支气管黏膜时，可产生类似异物样刺激，引起咳嗽，典型的表现为阵发性刺激性干咳，一般止咳药常不易控制；肿瘤生长在较细小的支气管黏膜时，咳嗽多不明显，甚至无咳嗽。对于吸烟或患慢性支气管炎的患者，尤其是老年患者，如咳嗽程度加重、咳嗽次数变频、咳嗽性质改变如高音调金属音时，要高度警惕肺癌的可能性。

局部症状二：痰中带血或咯血。

痰中带血或咯血亦是肺癌的常见症状，以此为首发症状者约占全部肺癌患者的30%。由于肿瘤组织血供丰富、质地脆，剧咳时易因血管破裂而致出血。此外，咯血亦可能由肿瘤局部坏死或血管炎引起。肺癌咯血的特征为间断性或持续性、反复少量的痰中带血丝或少量咯血，偶因较大血管破裂、大的空洞形成或肿瘤破溃入支气管与肺血管而导致难以控制的大咯血。

局部症状三：胸痛。

以胸痛为首发症状者约占全部肺癌患者的25%，常表现为胸部不规则的隐痛或钝痛。大多数情况下，周围型肺癌侵犯壁层胸膜或胸壁，可引起尖锐而断续的胸膜性疼痛，若继续发展，则演变为恒定的钻痛。难以定位的轻度胸部不适有时与中央型肺癌侵犯纵隔或累及血管、支气管周围神经有关，而恶性胸腔积液患者有25%诉胸部钝痛。持续、尖锐、剧烈且不易为药物所控制的胸痛，常提示已有广泛的胸膜或胸壁被侵犯；肩部或胸背部持续性疼痛则提示肺叶内侧近纵隔部位有肿瘤外侵可能。

局部症状四：胸闷、气急。

约有10%的患者以此为首发症状，多见于中央型肺癌，特别是肺功能较差的患者。引起呼吸困难的原因主要包括：

①肺癌晚期，纵隔淋巴结广泛转移，压迫气管、隆突或主支气管时，出现气急，甚至窒息症状。

②大量胸腔积液压迫肺组织并使纵隔严重移位时易出现呼吸困难症状，有心包积液时也会出现胸闷、气急、呼吸困难等症状，但抽液后症状可缓解。

③弥漫性细支气管肺泡癌和支气管播散性腺癌使呼吸面积减少，气体弥散功能障碍进一步导致严重的通气/血流比值失调，从而使呼吸困难逐渐加重，常伴有发绀。

④其他：包括阻塞性肺炎、肺不张、淋巴管炎性肺癌、肿瘤微栓塞、上气道梗阻、自发性气胸以及合并慢性肺疾病。

局部症状五：声音嘶哑。

有5%～18%的肺癌患者以声音嘶哑为第一主诉，通常伴随有咳嗽。声音嘶哑一般提示直接的纵隔侵犯或淋巴结长大累及同侧喉返神经而致左侧声带麻痹，声带麻痹亦可引起程度不同的上气道梗阻。

（2）全身症状

全身症状一：发热。

以此为首发症状者占全部肺癌患者的20%～30%。肺癌所致的发热原因有两种：一为炎性发热，中央型肺癌肿瘤生长时，常先阻塞肺段或支气管开口，引起阻塞性肺炎或不张，然后出现发热。此种发热多在38℃左右，很少超过39℃，抗生素治疗可奏效，阴影可吸收，但因分泌物引流不畅，常反复发作，约1/3的患者有短时间内反复在同一部位发生肺炎的可能性。周围型肺癌多在晚期因肿瘤压迫邻近肺组织引起炎症时发热。二为癌性发热，多是肿瘤坏死组织被机体吸收所致，此种发热抗炎药物治疗无效，激素类或吲哚类药物有一定疗效。

全身症状二：消瘦和恶病质。

肺癌晚期，感染、疼痛所致的食欲减退、肿瘤生长和毒素会引起消耗增加以及体内 TNF、Leptin 等细胞因子水平增高，从而导致严重的消瘦、贫血、恶病质。

（3）肺外症状

肺癌所产生的某些特殊活性物质（包括激素、抗原、酶等），可使患者出现一种或多种肺外症状，这些症状常出现在其他症状之前，并且可随肿瘤的消长而消退或出现，临床上以肺源性骨关节增生症较多见。

肺外症状一：肺源性骨关节增生症。

临床上主要表现为杵状指（趾），长骨远端骨膜增生，新骨形成，受累关节肿胀、疼痛和触痛。长骨以胫腓骨、肱骨和掌骨多见，关节以膝、踝、腕等大关节较多见。杵状指（趾）发生率约29%，主要见于鳞癌；增生性骨关节病发生率1%～10%，主要见于腺癌；小细胞癌很少有此种表现。该症状确切的病因尚不完全清楚，可能与雌激素、生长激素或神经功能有关，手术切除肿瘤后可获缓解或消退，复发时又可出现。

肺外症状二：与肿瘤有关的异位激素分泌综合征。

约10%的患者会出现此类症状，且可作为首发症状出现。另有一些患者虽无临床症状，但可检测出一种或几种血浆异位激素增高、此类症状多见于小细胞肺癌。

①异位促肾上腺皮质激素（ACTH）分泌综合征。由于肿瘤分泌 ACTH 或类肾上腺皮质激素释放因子活性物质，使血浆皮质醇增高，临床症状与库欣综合征大致相似，有进行性肌无力、周围性水肿、高血压、糖尿病、低钾性碱中毒等病症。其特点为病程进展

快，会出现严重的精神障碍，伴有皮肤色素沉着，而向心性肥胖、多血质、紫纹多不明显。该综合征多见于肺腺癌及小细胞肺癌。

②异位促性腺激素分泌综合征。由肿瘤自主性分泌 LH 及 HCG 而刺激性腺类固醇分泌所致。多表现为男性双侧或单侧乳腺发育，可发生于各种细胞类型的肺癌，以未分化癌和小细胞癌多见。偶可见阴茎异常勃起，除与激素异常分泌有关外，也可能与阴茎血管栓塞有关。

③异位甲状旁腺激素分泌综合征。由肿瘤分泌甲状旁腺激素或一种溶骨物质（多肽）所致。临床上以高血钙、低血磷为特点，症状有食欲减退、恶心、呕吐、腹痛、烦渴、体重下降、心动过速、心律不齐、烦躁不安和精神错乱等，多见于鳞癌。

④异位胰岛素分泌综合征。临床表现为亚急性低血糖症候群，如精神错乱、幻觉、头痛等，其原因可能与肿瘤大量消耗葡萄糖、分泌类似胰岛素活性的体液物质或分泌胰岛素并释放多肽等有关。

⑤类癌综合征。由肿瘤分泌 5－羟色胺所致，表现为支气管痉挛性哮喘、皮肤潮红、阵发性心动过速和水样腹泻等，多见于腺癌和燕麦细胞癌。

⑥神经－肌肉综合征（Eaton－Lambert 综合征）。由肿瘤分泌箭毒性样物质所致，表现为随意肌力减退和极易疲劳，多见于小细胞未分化癌，也可见于周围神经病、脊根节细胞与神经退行性变、亚急性小脑变性、皮质变性、多发性肌炎等，可出现肢端疼痛无力、眩晕、眼球震颤、步履困难及痴呆等。

⑦异位生长激素综合征。表现为肥大性骨关节病，多见于腺癌和未分化癌。

⑧抗利尿激素分泌异常综合征。由癌组织分泌大量的 ADH 或

具有抗利尿作用的多肽物质所致。其主要临床特点为低钠血症，伴有血清和细胞外液低渗透压（<270mOsm/L）、肾脏持续排钠、尿渗透压大于血浆渗透压（尿比重>1.200）和水中毒，多见于小细胞肺癌。

肺外症状三：其他表现。

①皮肤病变。黑棘皮病和皮肤炎多见于腺癌；皮肤色素沉着是肿瘤分泌黑色素细胞刺激素（MSH）所致，多见于小细胞癌；其他有硬皮病、掌跖皮肤过度角化症等。

②心血管系统。各种类型的肺癌均可出现凝血机制异常，导致游走性静脉栓塞、静脉炎和非细菌性栓塞性心内膜炎，以上症状通常在肺癌确诊前数月出现。

③血液学系统。有慢性贫血、紫癜、红细胞增多、类白血病样反应，可能是铁质吸收减少、红细胞生成障碍、毛细血管性渗血性贫血等原因所致。此外，各种细胞类型的肺癌均可出现DIC，可能与肿瘤释放促凝血因子有关。肺鳞癌患者可伴有紫癜。

（4）外侵和转移症状

外侵和转移症状一：淋巴结转移。

最常见的是纵隔淋巴结和锁骨上淋巴结，多在病灶同侧，少数可在对侧，多较坚硬，有单个或多个结节，有时可为首发的主诉而就诊。气管旁或隆突下淋巴结肿大可压迫气道，出现胸闷、气急甚至窒息，若压迫食管则可出现吞咽困难。

外侵和转移症状二：胸膜受侵/转移。

胸膜是肺癌常见的侵犯和转移部位，包括直接侵犯和种植性转移，临床表现因有无胸腔积液及胸水的多寡而异。胸水的成因除直接侵犯和转移外，还包括淋巴结的阻塞以及伴发的阻塞性肺炎、肺

不张，常见的症状有呼吸困难、咳嗽、胸闷与胸痛等，亦可无任何症状。查体时可见肋间饱满、肋间增宽、呼吸音减低、语颤减低、叩诊实音、纵隔移位等，胸水可为浆液性、浆液血性或血性，且多数为渗出液，恶性胸水的特点为增长速度快，多呈血性。极为罕见的肺癌可发生自发性气胸，其机制为胸膜的直接侵犯和阻塞性肺气肿破裂，多见于鳞癌，预后不良。

外侵和转移症状三：上腔静脉综合征。

肿瘤直接侵犯、纵隔淋巴结转移压迫上腔静脉、腔内栓塞使上腔静脉狭窄或闭塞，均会造成血液回流障碍，导致一系列症状和体征的出现，如头痛、面部水肿、颈胸部静脉曲张、压力增高、呼吸困难、咳嗽、胸痛以及吞咽困难，亦常有弯腰时晕厥或眩晕等。前胸部和上腹部静脉可代偿性曲张，反映上腔静脉阻塞的时间和解剖位置。上腔静脉阻塞的症状和体征与其部位有关，若一侧无名静脉阻塞，头部、面部、颈部的血流可通过对侧无名静脉回流心脏，临床症状较轻；若上腔静脉阻塞发生在奇静脉入口以下部位，除了上述静脉扩张，还有腹部静脉怒张，血液从此途径流入下腔静脉；若阻塞发展迅速，可出现脑水肿，从而有头痛、嗜睡和意识状态的改变。

外侵和转移症状四：肾脏转移。

约35%死于肺癌的患者被发现有肾脏转移，且肾脏是肺癌手术切除后1月内死亡患者的最常见转移部位。大多数肾脏转移无临床症状，有时可表现为腰痛及肾功能不全。

外侵和转移症状五：消化道转移。

肝转移可表现为食欲减退、肝区疼痛，有时伴有恶心感，血清γ-GT常呈阳性，AKP呈进行性增高，查体时可发现肝脏肿大、质硬、结节感。小细胞肺癌好发胰腺转移，可出现胰腺炎症状或阻塞性黄疸。各种细胞类型的肺癌都可转移到肝脏、胃肠道、肾上腺和腹膜后淋巴结，临床多无症状，常在查体时被发现。

外侵和转移症状六：骨转移。

肺癌骨转移的常见部位有肋骨、椎骨、髂骨、股骨等，以同侧肋骨和椎骨较多见，表现为局部疼痛并有定点压痛、叩痛。脊柱转移可压迫椎管导致阻塞或压迫症状；关节受累可出现关节腔积液，穿刺可查到癌细胞。

外侵和转移症状七：中枢神经系统症状。

①脑、脑膜和脊髓转移。发生率约10%，其症状可因转移部位不同而异。常见的症状为颅内压增高，如头痛、恶心、呕吐以及精神状态的改变等，少见的症状有癫痫发作、脑神经受累、偏瘫、共济失调、失语和突然昏厥等。脑膜转移不如脑转移常见，常发生于小细胞肺癌患者中，其症状与脑转移相似。

②脑病和小脑皮质变性。脑病的主要表现为痴呆、精神病和器质性病变，小脑皮质变性表现为急性或亚急性肢体功能障碍，如四肢行动困难、动作震颤、发音困难、眩晕等。有报道称，肿瘤切除后，上述症状可获缓解。

外侵和转移症状八：心脏受侵和转移。

肺癌累及心脏并不少见，尤多见于中央型肺癌。肿瘤可通过直接蔓延侵及心脏，亦可通过淋巴管逆行播散，阻塞心脏的引流淋巴管，引起心包积液，发展较慢者无症状，或仅有心前区、肋弓下或上腹部疼痛；发展较快者出现典型的心包填塞症状，如心急、心悸、颈面部静脉怒张、心界扩大、心音低远、肝大、腹水等。

外侵和转移症状九：周围神经系统症状。

肿瘤压迫或侵犯颈交感神经引起 Horner 综合征，其特点为病侧瞳孔缩小、上睑下垂、眼球内陷和面部无汗等。肿瘤压迫或侵犯臂丛神经引起臂丛神经压迫征，表现为同侧上肢烧灼样放射性疼痛、局部感觉异常和营养性萎缩。肿瘤侵犯膈神经时，可导致膈肌麻痹，出现胸闷、气急等现象，X 线透视下可见膈肌矛盾运动。肿瘤压迫或侵犯喉返神经时，可致声带麻痹，出现声音嘶哑。肺尖部肿瘤（肺上沟瘤）侵犯颈 8 和胸 1 神经、臂丛神经、交感神经节以及邻近的肋骨时，可引起剧烈肩臂疼痛、感觉异常，一侧臂轻瘫或无力、肌肉萎缩，即所谓 Pancoast 综合征。

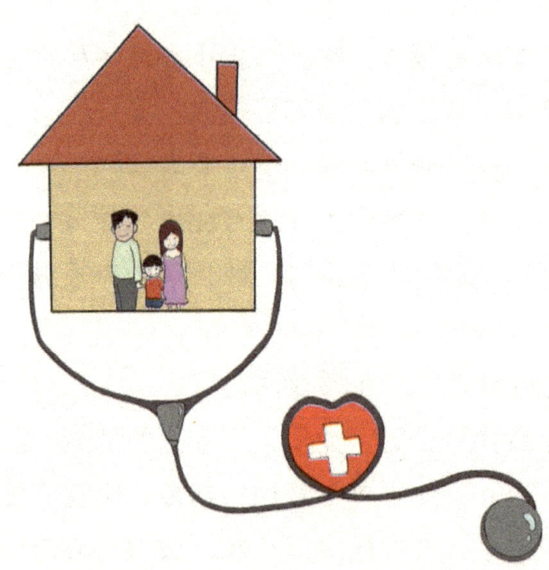

6 怎样治疗肺癌以减轻症状

（1）化学治疗

化疗是肺癌的主要治疗方法，90%以上的肺癌需要接受化疗治疗。无论早期或晚期，化疗对小细胞肺癌的疗效均较肯定，甚至有约1%的早期小细胞肺癌通过化疗治愈。化疗也是治疗非小细胞肺癌的主要手段，其肿瘤缓解率为40%～50%，但化疗一般不能治愈非小细胞肺癌，只能延长患者生存时间并改善其生活质量。化疗分为治疗性化疗和辅助性化疗，需根据肺癌组织学类型的不同选用不同的化疗药物和化疗方案。除能杀死肿瘤细胞外，化疗对人体正常细胞也有损害，因此需要在肿瘤专科医生指导下进行。近年来，化疗在肺癌治疗中的应用已不再限于不能手术的晚期肺癌患者，而常列入肺癌的综合治疗方案，因为它会抑制骨髓造血系统，以白细胞和血小板的下降为主要作用，可以应用粒细胞集落刺激因子和血小板治疗。

（2）放射治疗

进行放射治疗，首先应了解放射治疗的治疗原则。放疗对治疗小细胞肺癌疗效最佳，鳞状细胞癌次之，腺

癌最差。肺癌放疗照射野应包括原发灶、淋巴结转移的纵隔区，且放疗同时要辅以药物治疗。鳞状细胞癌对射线有中等程度的敏感性，病变以局部侵犯为主，转移相对较慢，故多用根治治疗；腺癌对射线敏感性差，且容易血道转移，故较少采用单纯放射治疗。放疗是一种局部治疗，常常需要联合化疗，其联合可以视患者的情况不同，采取同步放化疗或交替化放疗的方法。

根据治疗的目的不同，放射治疗可分为根治治疗、姑息治疗、术前新辅助放疗、术后辅助放疗及腔内放疗等，应根据放疗目的，合理选择放疗方式 。

此外，选择放疗治疗，还应了解其易发的并发症。肺癌放疗的并发症包括：放射性肺炎、放射性食管炎、放射性肺纤维化和放射性脊髓炎，上述放射治疗相关并发症与放疗剂量存在正相关关系，同时也存在个体差异。

（3）肺癌的外科治疗

外科治疗是肺癌首选的、最主要的治疗方法，也是唯一能使肺癌治愈的治疗方法。外科手术治疗肺癌的目的是：

①完全切除肺癌原发病灶及转移淋巴结，达到临床治愈。

②切除肿瘤的绝大部分，为其他治疗创造有利条件，即减瘤手术。

此外，还可进行减状手术治疗，该手术适合于少数患者，如难治性胸膜腔患者和心包积液患者，可通过切除胸膜和心包种植结节进行治疗。切除部分心包和胸膜，可治愈或缓解心包和胸膜腔积液导致的临床症状，延长患者生命并改善其生活质量。减状手术需同时做局部或全身化疗。

外科手术治疗常常需在术前或术后作辅助化疗、放疗治疗，以提高外科手术的治愈率和患者的生存率。肺癌外科治疗的五年生存率为 30% ~44%，外科手术治疗的死亡率为 1% ~2%。

肺癌外科治疗主要适合于:

①I、II 期肺癌。

②IIIa 期非小细胞肺癌。

③病变局限于一侧胸腔，能完全切除的部分 IIIb 期非小细胞肺癌。

④IIIa 期及部分 IIIb 期肺癌，经术前新辅助化疗后降期的患者。

⑤伴有孤立性转移（即颅内、肾上腺或肝脏转移）的非小细胞肺癌，原发肿瘤和转移瘤均适合于外科治疗、无外科手术禁忌证，并能达到原发肿瘤和转移瘤完全切除者。

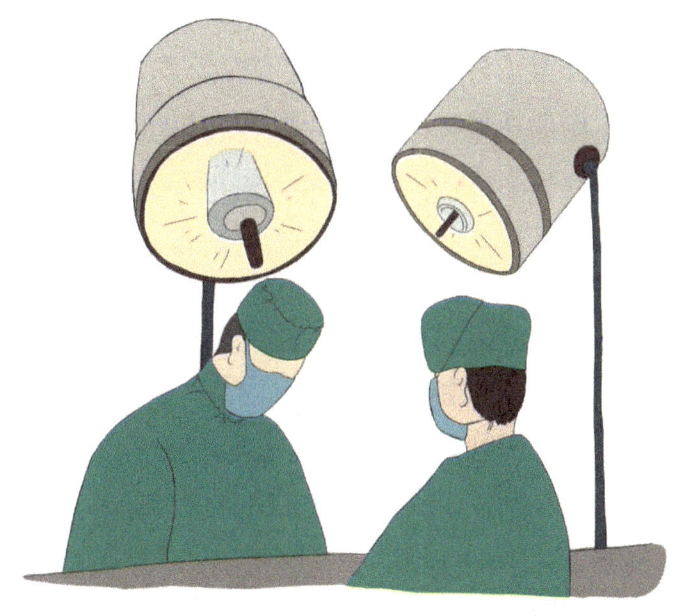

⑥诊断明确的非小细胞IIIb期肺癌，肿瘤侵犯心包、大血管、膈肌、气管隆嵴，经各种检查排除了远处或（和）微转移，病变局限，患者无生理性手术禁忌证，能够达到肿瘤受侵组织器官完全切除者。

但同时，肺癌外科治疗也有其手术禁忌证，包括：

①已有广泛转移的IV期肺癌患者。

②伴有多组融合性纵隔淋巴结转移，尤其是侵袭性纵隔淋巴结转移的患者。

③伴有对侧肺门或纵隔淋巴结转移的IIIb期肺癌患者。

④伴有严重内脏功能不全，不能耐受外科手术者。

⑤患有出血性疾病，又不能纠正者。

那么，应如何进行肺癌外科手术术式的选择呢？

手术切除的原则：彻底切除原发灶和胸腔内有可能转移的淋巴结，但应尽可能保留正常的肺组织，全肺切除术宜慎重。

①肺楔形及局部切除术。肺楔形及局部切除术是指楔形癌块切除及部分肺段切除的手术，主要适合于体积较小、年老体弱、肺功能差或癌分化好恶度较低的早期肺癌患者。

②肺段切除术。肺段切除术是解剖肺段的切除术，主要适合于老年、心肺功能较差的周围型孤立性早期肺癌患者，或病变局限位于肺癌根部的部分中心型肺癌患者。

③肺叶切除术。肺叶切除术适合于肺癌局限于一个肺叶内的周围型和部分中心型肺癌，中心型肺癌在做肺叶切除术前必须保证支气管残端无癌残留，如果肺癌累及两叶或中间支气管，可行上中叶或下中叶两叶肺切除术。

④支气管袖状成型肺叶切除术。这种术式主要适合于肺癌位于

肺叶支气管或中间支气管开口处的中心型肺癌患者。该术式的好处是既做到了肺癌的完全切除，又保留了健康的肺组织。

⑤支气管肺动脉袖状成型肺叶切除术。这种术式主要适合于肺癌位于肺叶支气管或中间支气管开口处、肺癌同时侵犯肺动脉干的中心型肺癌患者。手术除需要进行支气管切除重建外，还需要同时进行肺动脉干的切除重建。该术式的好处是既做到了肺癌的完全切除，又保留了健康的肺组织。

⑥气管隆嵴切除重建术。肺瘤超过主支气管累及隆嵴或气管侧壁但未超过2cm时，可做气管隆嵴切除重建术或袖式全肺切除，若还保留一叶肺叶，应力争做保留肺叶的气管隆嵴切除重建术。

⑦全肺切除术。全肺切除术是指一侧全肺，即右侧或左侧全肺切除术，主要适合于心肺功能良好、病变较为广泛、年龄较轻、不适合于肺叶或袖式肺叶切除术的肺癌患者。全肺切除术并发症的发生率和死亡率均较高，患者的远期生存率和生活质量均不如肺叶切除术，故需严格把握手术适应证。

如果出现复发性肺癌，也应在了解相应外科治疗方法的基础上再行治疗。

复发性肺癌包括外科手术后局部残留癌的复发和肺部新发生的第二个原发性肺癌。

对于支气管残端残留癌的复发，应争取再手术，施行支气管袖状成型切除残留癌。

对于肺癌完全切除术后发生的第二个原发性肺癌，只要肺癌适合于外科治疗、患者内脏功能能耐受再手术治疗，同时也不存在外科技术上的问题，就应该考虑再施行开胸手术，切除复发性肺癌。

7 肺癌术后能吃些什么

目前，以手术为基础的肺癌综合性治疗已经得到公众认可，手术治疗后生存时间远远高于仅接受放、化疗后的生存时间。不同于胃肠道手术，肺癌术后第一天即可恢复正常饮食，术后患者的调养重点在于补充营养、抑制肿瘤，以减少转移和复发。家属应为患者创造一个良好的进食环境，鼓励患者进食，给予高蛋白、高维生素、低脂肪、易消化的食物，比如牛奶、豆类、水果等。

饮食量及食物类别应根据每一位患者手术大小和术后身体恢复状况确定，术后麻醉清醒后 8 小时即可饮水，12 小时即可进流食，术后一天的早餐就可以开始进半流食，以清淡稀饭或稀菜粥为好，如面片面条汤、稀菜粥或鸡蛋羹。特别需要提醒家属的是，一定要根据患者常年养成的饮食习惯确定食谱，特别是患者多年以来的早餐习惯，切忌手术后第一天就开始服用滋补的浓肉汤或浓鸡汤。术后 8～24 小时饮食的主要作用是恢复消化道功能，最好不要服用牛奶和果汁类食物，前者容易引起腹胀，后者如不新鲜或保存方法不当还容易导致腹泻。

现代肺癌手术不同于传统的肺癌外科手术，绝大多数医院胸外科采用的都是肺癌微创外科手术，患者第二天即可下床活动，术后24～48小时，根据胸腔引流情况可拔除胸腔引流管，所以术后第一天的中餐和晚餐即可恢复正常饮食（普食），但是一定要以清淡食物为主。

肺癌微创外科手术，特别是胸腔镜肺叶切除术，手术创伤小，一般1～2小时就可以完成手术，术后4～6天即可出院，所以术后饮食没有什么特别要求，尽快恢复正常饮食非常重要，不必强调滋补。

根据术后病理报告和临床分期决定是否需要化疗或分子靶向治疗，需要化疗的患者应中西医结合治疗，在营养师指导下进行饮食调理。

根据术后基因检测结果，不需要做辅助化疗而仅仅需要靶向治疗时，对饮食没有什么特别的要求。

手术后的巩固治疗护理对肺癌患者很重要，肺癌术后正确的放、化疗能有效巩固手术效果，同时辅助合理的饮食调养可为患者赢得更长的生存时间。

第二章

肝 癌

1 什么是肝癌

肝癌即肝脏恶性肿瘤，可分为原发性和继发性两大类。原发性肝脏恶性肿瘤起源于肝脏的上皮或间叶组织，称为原发性肝癌，是我国高发的、危害极大的恶性肿瘤。继发性肝癌又称转移性肝癌，指起源于全身多个器官的恶性肿瘤侵犯至肝脏引起的肝癌，一般多见于胃、胆道、胰腺、结直肠、卵巢、子宫、肺、乳腺等器官恶性肿瘤的肝转移。

2 哪些因素将导致肝癌

原发性肝癌的病因尚不完全清楚，目前认为其发病是多因素、多步骤的复杂过程。流行病学及实验研究资料表明，乙型肝炎病毒（HBV）和丙型肝炎病毒（HCV）感染、黄曲霉素、饮水污染、酒精、肝硬化、性激素、亚硝胺类物质、微量元素等都与肝癌发病相关。继发性肝癌（转移性肝癌）可通过不同途径导致，如病毒随血液、淋巴液转移或直接浸润肝脏而形成疾病。

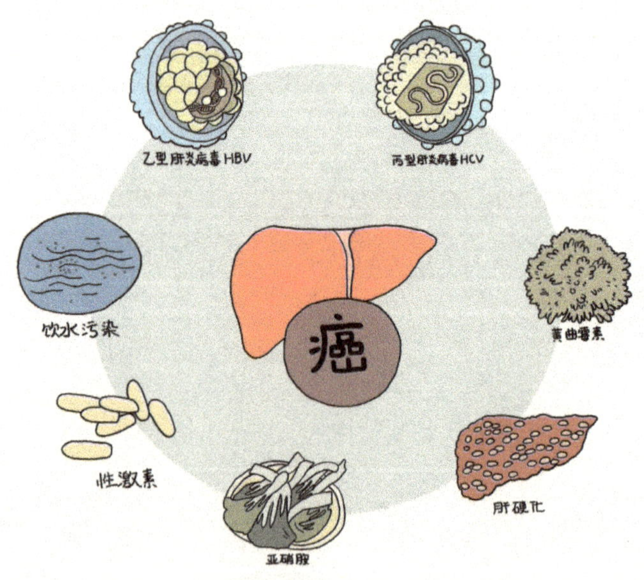

3 家庭生活中如何预防肝癌

中国肝癌死亡率仅次于胃癌，居我国恶性肿瘤死亡率第二位，所以要注意预防肝癌，定期体检，尽早发现，早期治疗，才能更快地恢复健康。

肝癌是危及生命的常见病，早期诊断、及早治疗是延长寿命的重要手段。肝癌早期一般无症状，这就给肝癌的早期诊断带来了一定的困难，一旦肝癌的症状出现，常常已经是晚期，这时治疗效果就没有那么好了。所以，肝癌的早期发现，对控制肝癌的死亡率有很重要的意义。

肝癌早期诊断的主要途径是进行肝癌的普查。过去，早期肝癌仅偶尔能在上腹手术时被发现，因此，早期发现及防治是远离肝癌的重要方法。预防肝癌要从以下几点着手：

（1）使用肝炎疫苗

使用肝炎疫苗预防肝炎已成为预防肝癌最有效的方法之一，但需几十年时间才能见到效果。现已证实，乙肝疫苗预防肝炎是有效的，但病毒性肝炎的预防除注射乙肝疫苗外，还需注意对其他传播途径的控制，如饮食、手术、输血、注射、针灸和理发等。乙肝疫苗接种，要

到专科医院或疾控中心检测实际接种效果。

（2）保存好家里的食用粮食，防止发生霉变

发霉的食物含有黄曲霉素，易引发肝癌，因此，不要食用黄曲霉素污染的稻米、面粉、玉米、大豆、花生等。发霉的食物食用前一定要晾干，如玉米、花生、花生酱等是容易发霉的食物，这些食物要注意保管，在粮食收割、脱粒、运输、晒干、进仓等多环节进行防潮保存，不要食用已经明显霉变的粮食。

（3）注意饮水卫生，防止病毒性肝炎的发生

注意饮水卫生，有化学物质的饮用水容易致癌。一旦患有病毒性肝炎，应积极治疗，注意休息。

（4）适当补硒

针对低硒人群，采用富硒酵母、硒多糖、富硒盐补充硒元素，提高血硒水平。

（5）改掉嗜酒、酗酒等不良习惯

不喝烈性酒、劣质酒，以防酒精对肝细胞的损坏，造成肝脏的损坏及慢性肝脏中毒。

目前肝癌还没有特别好的早期排查措施，最有效的方法就是进行定期体检，提高早期肝癌的诊断率，尽早治疗，降低肝癌的死亡率。对于肝癌高危人群，建议每隔 6 个月进行一次检查，体检查出肝癌的患者应及时到正规医院就诊，尽早治疗才能更快的康复。

4 易患肝癌的人群须注意什么

（1）慢性肝病史者

85%的肝癌患者都是由慢性肝炎、肝硬化转变来的。病毒性肝炎约有10%会发展成慢性活动性肝炎，而慢性活动性肝炎中有50%可发展成肝硬化，肝硬化发生肝癌的几率约9.9%～16.6%，其中以乙型肝炎为主，其次为丙型肝炎。慢性肝炎和肝硬化常常是肝癌发病的基础，但并非所有的肝炎、肝硬化患者都会发生肝癌，因此，曾经患过乙型、丙型病毒性肝炎且转为慢性者及已发生肝炎后肝硬化者，应戒酒，积极治疗慢性肝炎和肝硬化，并应特别注意经常体检，切不可掉以轻心。

预防肝癌要对两个环节把关：一是不得肝炎，另一个就是不要轻易接触致癌物质，在病因上阻断肝癌的发生。

（2）有肝癌家族史者

研究表明：肝癌虽然不会遗传，但存在家族聚集现象，某些遗传缺陷可能导致发生肝癌的危险性增加。因此，肝癌患者的家人应及时到医院做相关检查，有些人就是到医院探望患肝癌的亲人时顺便检查而发现肝癌的。

（3）酗酒者

在许多欧美国家，饮酒是引发慢性肝病的重要因素，饮酒与肝癌的危险性增加有关。

（4）重度脂肪肝患者

由于饮食上不太注意，食用大量高脂肪的食品，使得肝脏负担加重，对脂肪的分解能力下降造成重度脂肪肝，这种患者也容易发展成肝癌患者。

（5）肝癌高发区人群

在我国，存在肝癌高发区，如广西扶绥、江苏启东、广东顺德、福建同安等地。流行病学调查研究发现，我国肝癌高发区居民食用的粮食中存在不同程度的黄曲霉毒素污染现象。因此，住在肝癌高发区的人群应格外注意筛查。

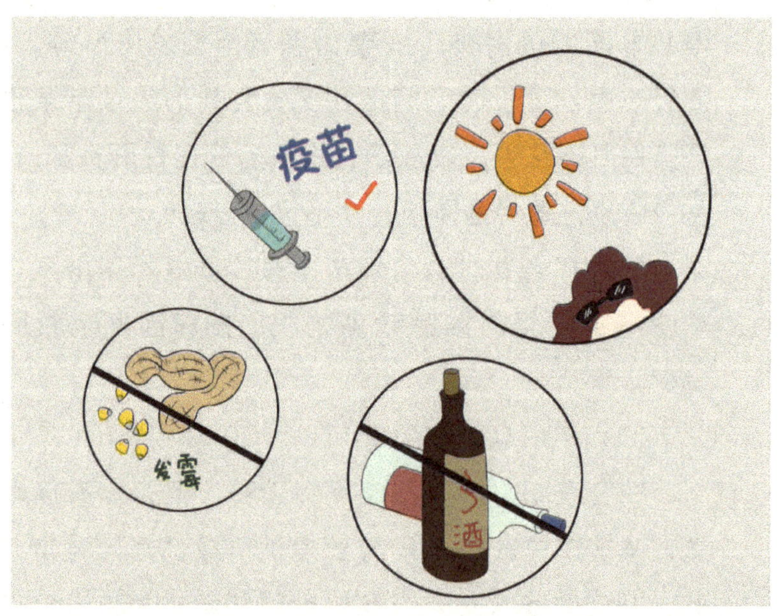

在发现肝癌时，大多数患者已经处于中晚期，疾病的治疗效果差，因此，早期诊断对肝癌患者来说至关重要。相关专家表示，肝癌的早期发现并不难，只需做个 B 超、查个血（血清甲胎蛋白）即可。肝病患者在饮食方面禁忌烟酒和辛辣食物，应多吃新鲜的蔬菜和水果，适量增加蛋白质的摄入，肝功能严重受损的患者要减少动物蛋白的摄入，避免食用油腻食物。

5 做哪些检查可确诊肝癌

（1）原发性肝癌实验室检查

可进行肝癌血清标志物检测，检测方式包括：

①血清甲胎蛋白测定。该测定方法对诊断本病有相对的特异性。放射免疫法测定持续血清 AFP≥400μg/L，并能排除妊娠、活动性肝病等，即可考虑肝癌的诊断。临床上约 30% 的肝癌患者 AFP 为阴性，如同时检测 AFP 异质体，可使阳性率明显提高。

②血液酶学及其他肿瘤标志物检查。肝癌患者血清中 γ－谷氨酰转肽酶及其同 I 酶、异常凝血酶原、碱性磷酸酶、乳酸脱氢酶同 I 酶可高于正常值，但缺乏特异性。

也可进行影像学检查，检查方式如下：

①超声检查，可显示肿瘤的大小、形态、所在部位以及肝静脉或门静脉内有无癌栓，其诊断符合率可达 90%。

②CT 检查，具有较高的分辨率，对肝癌的诊断符合率可达 90% 以上，可检出直径 1.0cm 左右的微小癌灶。

③MRI 检查，诊断价值与 CT 相仿，对良、恶性肝内占位病变，特别是血管瘤的鉴别优于 CT。

④选择性腹腔动脉或肝动脉造影检查，适用于血管丰富的癌肿，其分辨率低限约为 1.0cm，对 <2.0cm 的小肝癌，其阳性率可达 90%。

⑤肝穿刺行针吸细胞学检查，在 B 型超声导引下行细针穿刺，有助于提高阳性率。

（2）继发性肝癌

大多数继发性肝癌患者肿瘤标志物在正常范围内，但少数来自胃、食管、胰腺及卵巢的肝转移癌可有 AFP 的升高，有症状者多伴有 ALP、GGT 升高。癌胚抗原 CEA 升高有助于肝转移癌的诊断，结直肠癌肝转移时，CEA 阳性率高达 60% ~70%；选择性肝血管造影可发现直径 1.0cm 的病灶；选择性腹腔或肝动脉造影多显示为少血管型肿瘤；CT 表现为混合不匀等密度或低密度占位，典型的呈现“牛眼”征；MRI 检查肝转移癌常显示信号强度均匀、边清、多发，少数有“靶”征或“亮环”征。

6 原发性肝癌有哪些外在表现

（1）症状

早期肝癌常见症状无特异性，中晚期肝癌的症状则较多，常见的临床表现有肝区疼痛、腹胀、食欲缺乏、乏力、消瘦、进行性肝大或上腹部包块等，部分患者有低热、黄疸、腹泻、上消化道出血症状，肝癌破裂后出现急腹症表现等，也有症状不明显或仅表现为转移灶症状的情况。

（2）体征

早期肝癌常无明显阳性体征或仅有类似肝硬化体征，中晚期肝癌通常会出现肝脏肿大、黄疸、腹水等体征。此外，合并肝硬化者常有肝掌、蜘蛛痣、男性乳腺增大、下肢水肿等体征，发生肝外转移时可出现各转移部位相应的体征。

（3）并发症

常见的并发症有上消化道出血、肝癌破裂出血、肝肾衰竭等。

7 继发性肝癌有哪些外在表现

继发性肝癌患者多主诉上腹或肝区闷胀不适、隐痛，随着病情发展，患者会出现乏力、食欲差、消瘦或发热等症状，体检时，在中上腹部可扪及肿大的肝脏或质地坚硬有触痛的硬结节，晚期患者可出现贫血、黄疸和腹水等症状。

此类患者的临床表现类似于原发性肝癌，但一般发展相对缓慢，程度也相对较轻，多在做肝脏各种检查时疑及转移可能，进一步检查或在手术探查时发现原发肿瘤。部分患者经多种检查也无法找到原发癌灶。

如患者在有原发肿瘤的情况下又患有继发性肝癌，有何临床表现呢?

患者除肝脏类似于原发性肝癌的症状、体征外，同时有原发肿瘤引起的临床表现，如结、直肠癌肝转移时可同时伴有排便习惯、粪便性状的改变以及便血等。主要见于原发肿瘤及肝脏转移癌均已非早期的情况。

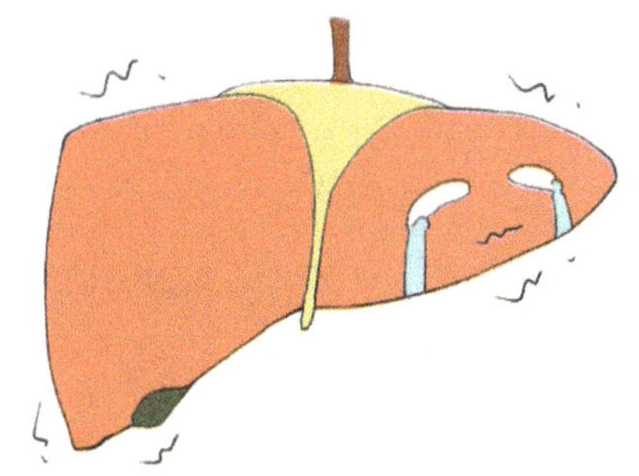

8 怎样治疗肝癌以减轻症状

根据肝癌的不同阶段酌情进行个体化综合治疗是提高疗效的关键。治疗方法包括手术、肝动脉结扎、肝动脉化疗栓塞、射频、冷冻、激光、微波以及化疗和放射治疗等，生物治疗、中医中药治疗在肝癌治疗中也多有应用。

（1）手术治疗

手术是治疗肝癌的首选，也是最有效的方法。手术方法有：根治性肝切除、姑息性肝切除等。

对不能切除的肝癌，可根据具体情况，采用术中肝动脉结扎、肝动脉化疗栓塞、射频、冷冻、激光、微波等治疗方法，有一定的疗效。原发性肝癌也是行肝移植手术的指征之一。

（2）化学药物治疗

经剖腹探查发现癌肿不能切除，或作为肿瘤姑息切除的后续治疗者，可采用肝动脉和（或）门静脉置泵（皮下埋藏灌注装置）作区域化疗栓塞。对估计手术不能切除者，也可行放射介入治疗，经股动脉作选择性插管至肝动脉，注入栓塞剂（常用如碘化油）和抗癌药行化疗栓塞，部分患者可因此获得手术切除的机会。

（3）放射治疗

一般对情况较好，肝功能尚好，不伴有肝硬化，无黄疸、腹水，无脾功能亢进和食管静脉曲张，癌肿较局限，尚无远处转移而又不适于手术切除或手术后复发者，可采用放射为主的综合治疗。

（4）生物治疗

常用的有免疫核糖核酸、干扰素、白细胞介素-2、胸腺素等，可与化疗联合应用。

（5）中医中药治疗

采取辨证施治、攻补兼施的方法，常与其他疗法配合应用，以提高机体抗病力，改善全身状况，减轻化疗、放疗不良反应。

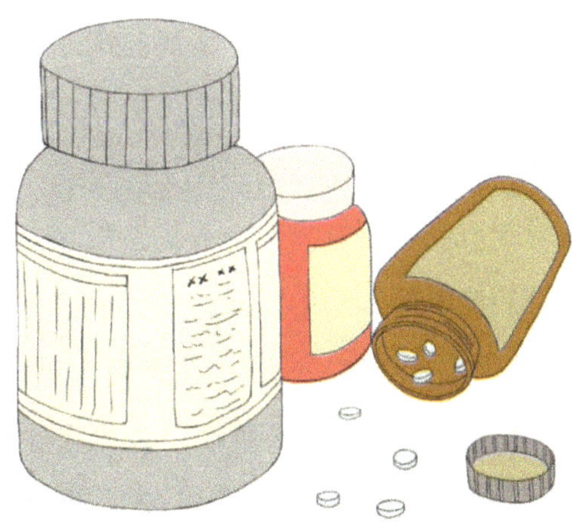

9 如何照顾肝癌术后患者

（1）肝癌术后心理护理

保持良好的精神状态是肝癌患者康复的第一要素，家属应帮助患者解除悲观恐惧情绪，使患者正确对待疾病，树立战胜病魔的信心，保持身心愉快，安心休养。

患者自身应正确对待病情，保持精神乐观、树立信心，安心养病，情绪不宜激动、发怒、忧伤，生活要有规律，注意休息，可适当看一些报刊、杂志、电视，分散注意力。在体力允许时参加户外散步、练气功、打太极拳、做广播体操等活动，不仅能增强体质，还能提高免疫功能，预防肝癌复发。

（2）肝癌术后饮食护理

一般手术后需禁食3天，等患者肠蠕动恢复后，开始进食。饮食应清淡，定时定量，适量食用优质蛋白、高热量、富含维生素、低脂肪的食物，要有充足的维生素，维生素A、C、E、K等都有一定的辅助抗肿瘤作用。维生素C主要存在于新鲜蔬菜、水果中。胡萝卜素进入人体后可转化为维生素A，所以肝癌患者应多吃胡萝卜、菜花、黄花菜、白菜等，同时还应多吃些新鲜水果，如无花果、大枣等。

（3）肝癌手术后呼吸道观察

由于手术创伤大，膈肌抬高，呼吸运动受限，如患者出现咳嗽、咳痰困难，可给予雾化吸入，每次雾化吸入后及时给予翻身，轻叩背部，指导患者双手按压切口，深呼吸咳嗽，鼓励将痰咳出。严密观察患者体温、呼吸、脉搏、血压的变化，注意痰液的颜色、性质和量，及有无出血倾向。如发现患者出现嗜睡、表情淡漠、烦躁不安、幻觉等症状，要高度怀疑肝性脑病，需及时报告医师。

（4）肝癌术后并发症护理

术中或术后出血是肝癌切除术严重的、最常见的并发症。术后少量出血，可在使用有效止血药的前提下密切观察，静脉用止血剂，同时补充血容量，多能通过保守治疗止血。术后大量出血，应立即进行手术止血，妥善处理出血点，有困难时可用纱布填塞止血，同时加强抗休克、抗感染等治疗。

切口感染和切口裂开的常见原因为合并胆道感染或合并胃肠道手术的患者肝功能、全身状况差，合并糖尿病、大量腹水或腹水经切口漏出的患者要加强术后护理，给予祛痰措施，咳嗽时要保护腹部伤口，加强保肝、利尿及全身支持疗法等措施，可预防切口感染和切口裂开。

对已发生的伤口感染应予及时引流，并清除感染区内的异物，如不吸收的缝线和坏死组织等。定时给予换药，清除脓液和脓苔，使伤口逐步二期愈合。对伤口裂开的患者，如广泛切口裂开，应立即清创并做减张缝合，术后辅以白蛋白、血浆等支持治疗，可促进切口愈合。

（5）其他护理事项

①有肝性脑病先兆者，应限制蛋白摄入。有水肿、腹水者，应严格控制钠盐及液体进入量，进无盐或低盐饮食。

②避免用重力压肝脏，防止肝脏破裂而引起的大量出血。如有腹痛或出现大量呕血、黑粪、鼻血等情况，应立即送往就近医院处理。

③细心观察患者大小便的颜色、性质和量。如大便呈黑色，应警惕消化道出血，如小便量较平时减少，可能有腹水形成，应及时通知医生，进行检查和治疗。

④对于疼痛的患者，要根据疼痛程度，按时、按量给药。尽量勿过早、过量使用止痛剂，以防加重肝脏损伤。如患者有何不适或痛苦，应及时与医护人员取得联系，对症治疗，尽量不让患者忍受疼痛。

⑤定期随诊复查，了解肝功能变化及病情复发情况。术后还应注意甲胎蛋白追踪检查结果，或注意观察有无肝癌的转移。对于接受了根治肝切除手术的患者，治疗后 2 年内，每 3 个月检查 1 次；3～5 年，每 6 个月检查 1 次；5 年以后，每 6～12 个月检查 1 次。在随访期间，如果发现复发征象，应及时治疗。

第三章

胃　癌

1 什么是胃癌

胃的外形与挂着的弯辣椒相似，上端是胃的入口，称为“贲门”，下右端为胃的出口，称为“幽门”，上部称“胃底”、中部称“胃体”、下部称“胃窦”，右侧较短称为“胃小弯”，左侧较长称为“胃大弯”，向腹壁的一面称为“胃前壁”，向后背的一面称为“胃后壁”。

胃癌是我国最常见的恶性肿瘤之一，在我国，其发病率居各类肿瘤的首位。胃癌恶性肿瘤起源于胃壁最表层的黏膜上皮细胞，可发生于胃的各个部位，且可侵犯胃壁的不同深度和广度。癌灶局限在黏膜内或黏膜下层的，称为早期胃癌，侵犯肌层以深或已转移到胃以外区域者称为进展期胃癌。胃癌发病有明显的地域差别，在我国的西北与东部沿海地区，胃癌发病率比南方地区明显较高。胃癌好发年龄在 50 岁以上，男女发病率为 2∶1，其预后与病理分期、部位、组织类型、生物学行为以及治疗措施有关。

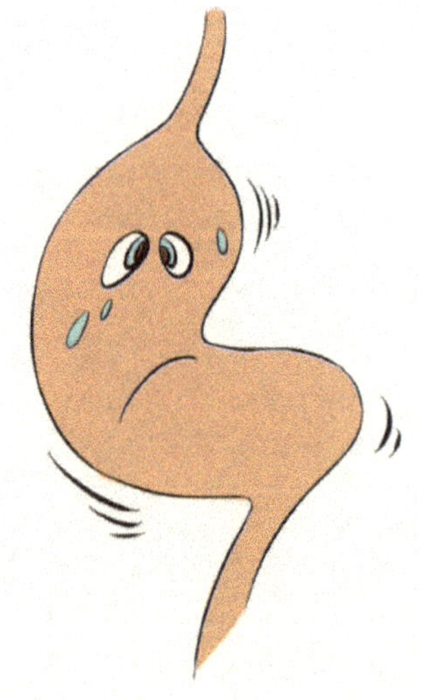

2 哪些因素易导致胃癌

胃癌是我国常见的恶性肿瘤之一，通过对胃癌患者生活方式的研究，可以发现，胃癌的发生主要与饮食习惯有关，但除此之外，还有哪些危险因素呢?

（1）幽门螺旋杆菌感染

幽门螺旋杆菌简称 HP，世界卫生组织的报告显示，近 50% 的胃癌与幽门螺旋杆菌有关。幽门螺旋杆菌是上消化道疾病的主要致病菌，可以引起胃溃疡和胃癌，据调查资料显示，中国约有六成人群感染了幽门螺旋杆菌，但研究表明，幽门螺旋杆菌的感染与进食习惯密切相关，容易发现，容易治疗。

（2）饮食因素

饮食因素是胃癌发生的首要危险因素。日本学者研究了东亚地区导致胃癌发生的危险因素，位列第一的便是饮食因素，如高盐、熏制食物，亚硝酸盐含量高的食品，这些刺激因素诱发胃的肠化生，最终导致癌变。熏制食品、腌制食品、烧烤食品是东亚人餐桌上常见的美味佳肴，这类食品要么亚硝酸盐含量高，要么含有一定量致癌物，适当摄入可能无大碍，长期偏食则会对胃造成

伤害。

（3）萎缩性胃炎

以胃黏膜上皮和腺体萎缩、胃黏膜变薄、黏膜基层增厚、伴幽门腺化生和肠腺化生，或有不典型增生为特征的慢性消化系统疾病。该疾病被列为胃癌的癌前病变，也是胃癌的危险因素之一。

（4）胃切除术史

胃切除术史，尤其胃大部切除术史，是胃癌发生的高危因素之一，目前原因尚不清楚，但胃癌术后 15 ~ 20 年左右须提高警惕，临床上有接近 3 成胃癌患者曾有胃切除术史。

（5）吸烟

长期吸烟作为胃癌单独危险因素，可将胃癌的发生危险性提高 1.5 倍。

以上危险因素既可以单独存在，又可以叠加，一个人存在的危险因素越多，胃癌发生可能性越高。另外，越是高危人群，如萎缩性胃炎、胃切除术患者，越要注意改变生活方式，预防胃癌的发生。

3 家庭生活中如何预防胃癌

由于80%的早期胃癌患者没有明显的症状，故胃癌有“隐形杀手”之称。长期食用熏烤、腌制食品的人群胃癌发病率高，这与食品中亚硝酸盐、真菌毒素、多环芳烃化合物等致癌物或间接致癌物含量高有关。吸烟者的胃癌发病危险较不吸烟者高50%。那么，在家庭生活中该如何预防胃癌呢？

（1）养成良好的饮食习惯

饮食应定时、定量，切忌暴饮暴食、进食过快、进过烫的食物，以免刺激或损伤胃黏膜。

（2）多吃新鲜蔬菜和水果

多吃含维生素A、B、E及β－胡萝卜素的新鲜蔬菜、水果，适当增加蛋白质、豆制品的摄入，改进营养情况，增强机体抵抗力。营养平衡的饮食能提高人体的免疫功能，保护胃黏膜。

（3）不饮污染水

被污染的水源中含多种致癌的金属离子，所以一定要饮用正规的自来水，农村地区人群尽量使用井水。

（4）保持乐观心态

胃癌患者多性格内向，不善言谈。中医研究发现，长期抑郁、郁闷的心情会导致气滞血淤、结块，形成癌肿，因此要学会自我减压，职场的压力尽量不要影响生活。

（5）避免长期食用腌制品

少吃或不吃腌菜。腌菜中含有大量的亚硝酸盐和二级胺，在胃内适宜酸度或细菌的作用下，能合成亚硝胺类化合物，这类化合物是很强的致癌物质。

（6）不吃或少吃烟熏和油煎食物

熏鱼和熏肉中含有大量的致癌物质，油炸、烘烤、烧焦食物和重复使用的高温食用油中也含有此类致癌物质。

（7）不吃霉变的食物

食物霉变由污染真菌引起，真菌中有些产毒真菌是很强的致癌物质，某些食物在产毒真菌作用下产生大量的亚硝酸盐和二级胺，可以在胃内合成亚硝胺类化合物而致癌。

（8）禁烟限酒

烟雾中含有多种致癌或促癌物质，是食管癌和胃癌的病因之一。酒精本身虽不是致癌物质，但烈性酒会刺激胃黏膜，损伤黏膜组织，促进致癌物质的吸收。如果饮酒的同时吸烟，其危害性更大，因为酒精可增强细胞膜的通透性，从而加强对烟雾中致癌物质的吸收。

（9）积极治疗癌前病变

患萎缩性胃炎、胃溃疡、胃多发性腺瘤性息肉、恶性贫血的人，必须经常到医院检查治疗，消除癌前病变，预防胃癌的发生。

4 如何进行胃癌的三级预防

胃癌在我国已呈现越来越年轻化的趋势，青年人所患的胃癌恶性程度高、发展迅速、容易误诊，确诊时往往已经到了中晚期，治疗效果不佳。胃癌的发生是多种因素长期综合作用的结果，日常可采取相应的三级预防：

（1）一级预防

胃癌的一级预防是指胃癌的病因学及发病学预防，目的在于降低胃癌发病率。

病因学预防：针对胃癌病因采取预防措施。消除或避免致癌病因在病因学预防中占有重要地位，控制饮食在该预防方式中十分重要。

①改进不良饮食习惯和方式。要按时进食，避免暴饮暴食，食物不能过硬，进食不宜过快，进食情绪要保持愉快，平时应养成细嚼慢咽的良好饮食习惯。

②避免高盐食物，提倡冷冻保鲜。腌制的含有高浓度食盐的食品，如咸肉、咸鱼等，为胃癌发生的重要诱因，应尽量减少腌制食品的摄取，每日食盐量一般应低于10g。

③少吃烟熏、油炸和烘烤的食物，以红烧、清炖为好。

④多吃具有防癌作用的食品，新鲜蔬菜、水果、豆制品、牛奶、大蒜、绿茶等的摄入量与胃癌发病率呈负相关，是预防胃癌的理想食品。

发病学预防：针对胃癌前疾病采取干预措施，阻断癌前病变演变成癌或使其逆转成正常细胞。所谓干预，是指施加外部影响因素控制肿瘤发生发展进程。理论上讲，通过干预可以实现胃癌预防，也可以进一步验证胃癌病因。干预手段包括化学干预及行为干预等，用化学药物预防胃癌的发生或使癌细胞分化逆转的方法称为癌的化学预防。

（2）二级预防

胃癌的二级预防是指胃癌“三早”，即早期发现、早期诊断和早期治疗，目的在于降低胃癌死亡率，核心内容是在早期阶段发现胃癌患者，为其争取治疗机会。

①早期发现的途径——普查：国内胃癌患者的统计资料显示，胃癌在出现症状后三个月内能得到诊断的不到1/3，出现症状后一年以上才得到诊断的超过1/3，在一般综合性医院门诊诊断的胃癌患者中，早期胃癌不足10%。近年来，由于胃镜的普遍应用，在医院门诊诊断的早期患者数有了一定提高，但由于条件限制，有些早期胃癌患者没有得到进一步治疗，尤其症状轻微和无症状的患者易被漏掉。

②普查重点——胃癌高危人群：胃癌高危人群通常包括年龄在四十岁以上，有反复上消化道症状，诊断不明者；患有胃癌前疾病，如萎缩性胃炎，经久不愈的胃溃疡、胃息肉、手术后残胃、恶性贫血等的人群；胃镜检查发现胃黏膜上皮出现胃癌前病变者，包

括异型增生及不完全性大肠型肠上皮化生等；有胃癌家族史者。

③早期发现的手段：纤维胃镜检查和胃黏膜活检是胃癌诊断的金标准，但目前缺乏理想的胃癌初筛手段。

④胃癌早期发现、早期诊断、早期治疗：胃癌已经确诊，应及早争取手术治疗，术后根据病情进行恰当的综合治疗。

（3）三级预防

胃癌的三级预防是指采取积极措施改善患者生活质量，促进患者康复的预防手段，目的在于提高胃癌患者生存率。

对于早期胃癌来说，若肿瘤较小，可考虑内镜下黏膜切除。对胃切除者，若无淋巴转移，可不作化疗，单纯使用提高免疫力的药物。中晚期胃癌应加强综合治疗，解除疼痛，提高患者生存质量。胃癌治疗后应定期随访观察，采取各种措施促进康复。

胃癌的治疗是以手术为主的综合治疗，患者的 5 年生存率，Ⅰ期为 82% ~95%，Ⅱ期为 55%，Ⅲ期为 15% ~30%，Ⅳ期为 2%，可见胃癌发现越早，治疗越及时，预后越好。

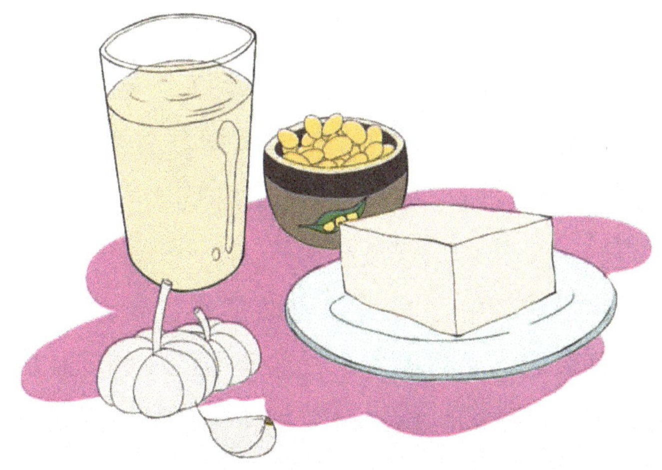

5 哪些人易患胃癌

（1）没有良好的饮食习惯

三餐不定、暴饮暴食、进食过快、喜食烫食等都是不良的饮食习惯，不易消化也对胃黏膜不好。

（2）经常吃腌制、烟熏、油炸和烘烤食物

这些食物含有大量亚硝酸盐，极易形成亚硝酸胺，在胃中直接诱发肿瘤，这是沿海地区胃癌发病率高的原因。瑞典科学家发现，每天摄入加工肉制品的量每增加30克，患胃癌的几率就提高15%～38%。

（3）经常吸烟喝酒

吸烟能诱发肺癌已是人们的共识，同样，吸烟与胃癌也有一定的关系。烟雾中含有多种致癌或促癌物质，是食管癌和胃癌的病因之一。酒精本身虽不是致癌物质，但烈性酒会刺激胃黏膜，损伤黏膜组织。

（4）感染幽门螺旋杆菌

幽门螺旋杆菌是引起胃溃疡的重要元凶，感染幽门螺旋杆菌后，患胃癌的危险会增加2.7倍至12倍，世界卫生组织下属国际癌症研究所将幽门螺旋杆菌定为人类I类致癌原。

（5）本身有胃病

胃溃疡、胃炎、胃息肉、残胃等胃病，若不及时处理，就会有癌变的可能。

（6）长期心理状态不佳

首先，生气、情绪低落、过度忧郁等不良情绪会导致气血不畅，气血长时间在胃部堆积，会造成胃部不能正常工作；其次，心情不好影响的不光是胃而且是全身，不利健康。

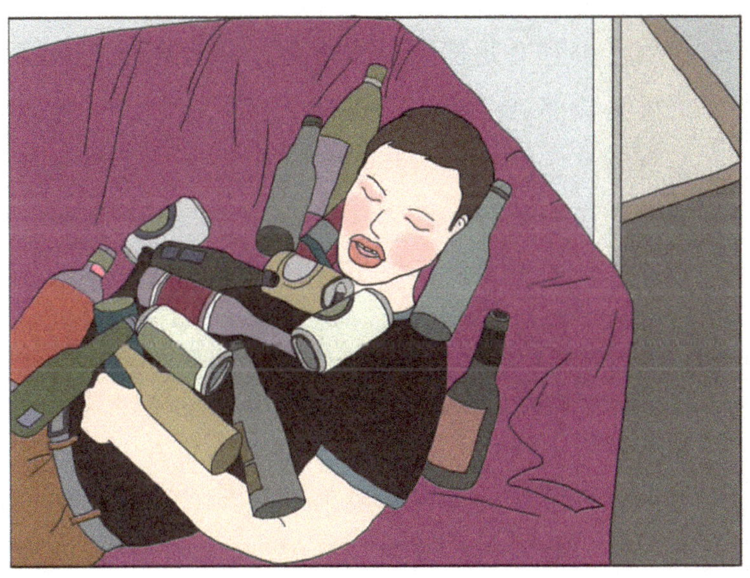

6 做哪些检查可确诊胃癌

（1）胃癌检查前的注意事项

①患者是否要进行胃镜检查，要遵照医生的决定。在生活中有上腹部不适或疼痛，并且以往有胃溃疡和十二指肠球部溃疡病史而近期又出现症状者，家族中有胃肠道肿瘤病史者，以及患有可在胃镜下进行治疗的疾病者，均适合做胃镜检查。

②胃癌患者在进行胃镜检查前，需要进行一些其他的检查，如胃肠道钡餐检查、腹部 CT。如患者以前做过胃镜检查，进行下一次胃镜检查时，必须要将检查报告和病理报告交医生参考。

③患者进行胃镜检查前需要禁食一段时间，这样有利于更好的检查，而时间最好把握在十个小时左右，早晨检查者不吃当天的早餐，下午检查者不吃当天的午餐。

④胃癌患者在进行胃镜检查前需要检查身体内的乙型肝炎表面抗原是否为阳性，以便决定检查的时间。

（2）胃癌的鉴别诊断方法

胃癌的症状和体征常因肿瘤的生长部位、类型、大小，病程的早晚、有无并发症或转移病灶等条件的不同而有所不同，多数患者在病程的早期可以毫无症状。

①体征：早期无特殊体征，晚期可见上腹肿块，直肠指诊可及肿块，左锁骨上淋巴结肿大，同时有贫血、消瘦、腹水等恶病质表现。

②症状：早期表现为上腹不适，约为80%患者有此表现，将近50%胃癌患者有明显食欲减退或食欲缺乏。晚期出现乏力、腰背疼，梗阻后出现恶心、呕吐、进食困难，肿瘤表面溃疡时出现呕血、黑便。

③X线：气钡双重造影可清楚显示胃轮廓、蠕动情况、黏膜形态、排空时间、有无充盈缺损及龛影等，检查准确率近80%。

④免疫学：CEA、FSA、GCA、YM球蛋白等检查。

⑤B超：可了解周围实质性脏器有无转移。

⑥CT检查：了解胃肿瘤侵犯情况及其与周围脏器的关系，确定有无切除可能。

⑦纤维内窥镜检查：诊断胃癌最直接、准确、有效的方法。

⑧脱落细胞学检查：有的学者主张可疑胃癌时行临床和x线检查。

⑨实验室检查：早期可疑胃癌，游离胃酸低度或缺，如红细胞压积，血红蛋白、红细胞下降，大便潜血（+），血红蛋白总数低等。此外，还有水电解质紊乱，酸碱平衡失调等化验异常。

临床建议50岁以上，过去无胃痛、胃病史，短期出现胃部症状者；多年前因胃患良性疾病，做过胃大部分切除术后恢复良好，近期又发生消化不良、上腹疼痛、恶心、呕吐、黑便、健康状况明显减退者，应该前往医院请医师作详细的检查。

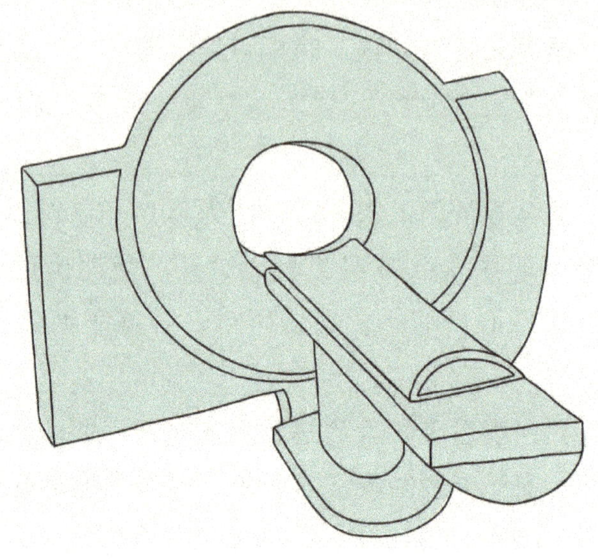

（3）胃癌诊断三大误区

误区一：年轻人不需要胃镜？——错！

年轻人是否需要胃镜检查取决于患者症状、当地胃癌发病率和治疗后的疗效，当患者有报警症状，包括消化道出血或贫血、吞咽困难、消瘦或反复呕吐等，不论年龄大小，都需要做胃镜检查。有其他消化不良症状者是否立即行胃镜检查，取决于当地胃癌发病率。

误区二：胃镜不安全？——错！

当医生动员患者做胃镜检查时，部分患者和家属会有顾虑，担心胃镜检查会加重出血，事实上这种顾虑是不必要的。胃镜检查在直视下进行，即在直接看到食管、胃、十二指肠黏膜的情况下进行检查，因此一般不会碰到病灶，加重损害，除非是食管静脉曲张破裂出血，患者配合不佳，剧烈恶心，才会间接造成出血。

误区三：只做 X－钡餐检查就可？——错！

一些患者因害怕胃镜检查，要求用 X－钡餐检查替代胃镜检查，其实胃镜检查与 X－钡餐检查相比存在不少优点。首先，胃镜检查在直视下进行，可直接看到食管、胃、十二指肠黏膜，观察到表浅的病变，如胃黏膜表浅溃疡、萎缩、糜烂、血管病变以及胆汁反流等。其次，胃镜下可取胃黏膜活检，这对胃黏膜萎缩、肠化、不典型增生和胃癌的确诊是必需的，同时，活检标本还可作幽门螺杆菌检测。胃镜检查中的这些发现对胃病的治疗有很大帮助，因此，多数情况下 X－钡餐检查不能替代胃镜检查。

7 胃癌的外在表现有哪些

（1）早期症状

在临床中，近半数早期胃癌患者没有症状，仅部分有轻度消化不良等症状，如上腹隐痛不适、轻微饱胀、疼痛、恶心、嗳气等，但这些症状并非胃癌特有，也可见于慢性胃炎、溃疡病、功能性消化不良，甚至正常人偶尔也会出现，这导致胃癌的早期诊断率较低。

①疲劳、厌食：以厌食肉类尤其是肥肉为甚，约有50%的患者存在原来爱吃肥肉而今突然厌恶的现象。由于进食少并厌食，患者在短期内很快消瘦下去，部分患者虽没有明显消化系统症状，但可能出现不明原因的体重减轻、消瘦和疲倦无力。

②腹胀：有时胃癌患者可伴有嗳气、泛酸、恶心、呕吐症状。若癌肿位于胃的入口（贲门）处，可感到进食不通畅。若癌肿位于胃的出口（幽门）处，出现梗阻时，胃癌患者可呕吐出腐败的隔夜食物。

③胃灼热：慢性胃灼痛、轻度恶心感，可能是胃癌的早期表现，如果服用抗酸剂后，这些症状仍然没有得到缓解，而且饭量比平时减小，饭后有腹胀感，建议及时就医，因为这说明可能患有胃食管反流。

（2）晚期症状

胃癌腹腔转移使胆总管受压时，可出现黄疸，大便陶土色。合并幽门梗阻，则多见于起源于幽门和贲门的胃癌，因为胃底部胃癌延及贲门或食管时引起食管下端梗阻，邻近幽门的肿瘤易致幽门梗阻。

胃癌的晚期死前症状通常有恶病质，表现为全身极度消瘦、出血等一系列症状。

①消瘦和贫血：有关专家统计，约有九成患者伴有消瘦，但往往消瘦3公斤以上才引起重视，随即进行性消瘦更加明显，有的可达5公斤以上。专家还发现，约有一半的患者伴有贫血、四肢乏力等症状。

②晚期胃癌患者上腹疼痛多较为明显且持续时间较长，不易缓解。但其疼痛程度也因患者的个体差异而轻重不一，重者可有胀痛、水肿、钝痛、锐痛等表现，进食后不能缓解，且症状多有加重。

③晚期胃癌的转移几率比较大，一般可直接蔓延至邻近的胰腺、肝脏、横结肠等，也可经淋巴转移至胃周围淋巴结及远处淋巴结，有的在左锁骨上，可触及质硬不活动的淋巴结，还可通过血液循环转移至肝、肺、脑、骨骼、卵巢等处，从而出现腹水、黄疸、肝脏肿大等症状。

④癌肿本身的增大还可引起胃穿孔、出血、坏死、梗阻等并发症。

⑤消化道出血是胃癌晚期死亡的一个重要原因。

8 胃癌患者的“手边药”

近年来，人们的饮食习惯在发生改变，生活节奏也愈来愈快，其中所产生的社会压力、急躁情绪、不合理饮食，使胃病的发病率有逐渐增高的趋势，服用胃药也成了主要的治疗方式，那么，一些老胃病患者的药箱应该备用什么药呢?

（1）中和性止酸剂

人的胃酸中含有5%的盐酸，因此，一旦其分泌过量或胃黏膜抗消化的能力下降，酸液便会侵蚀胃壁而产生疼痛，中和性止酸剂是弱碱性的药物，能与盐酸发生反应，使胃液 pH 升高，如碳酸氢钠（小苏打）、碳酸钙、硫糖铝、胃舒宁以及铝碳酸镁（达喜）等。

这类药物是“元老”级的，临床使用很广泛，价格也较便宜，但这些药的止酸作用完全是“事后诸葛亮”，并不能从源头上阻止胃酸的分泌，因此，只能用于病情较轻或情况紧急时。由于碳酸钙会导致便秘，碳酸氢钠等可引起胃酸分泌量反射性增加，所以，不宜长期使用，更重要的是，现在市场上销售的中和性止酸剂多半为含有铝的复方制剂，而长期摄入铝元素对神经系统的健康是不利的。

（2）H2 受体阻断剂、质子泵抑制剂

提到 H2 受体阻断剂这个专业名词，估计大多数人都比较陌生，但要是谈起“西咪替丁”，相信老胃病患者就知道了，它是该类药物的代表，在此基础上，还产生了雷尼替丁、法莫替丁等抑酸效果更好、副作用更小的药品。

这类药物的作用机制比较独特，能通过阻断引起胃酸分泌的神经冲动的传导而起到抑酸的作用，此类药还有个特点是用量比较小，对于一般患者，每天早晚各服用一粒即可，避免了中和性止酸药需要多次服用的麻烦。

引起胃酸分泌的神经冲动有 3 条通路，除了上述的 H2 受体，还有胃泌素受体与高级神经活动受体。单纯的 H2 受体阻断剂并不能完全抑制胃酸的分泌，这时，就需要使用质子泵抑制剂了，因为上述 3 条途径最后都要经过质子泵的运作来实现胃酸的分泌。洛塞克和奥美拉唑是代表性药物，虽然疗效迅速，但价格昂贵，因此多半用于症状较重或伴有溃疡出血的患者，需要特别提醒的是，洛塞克和奥美拉唑的化学成分完全一样，区别只是前者为进口而后者是国产，疗效差不多。

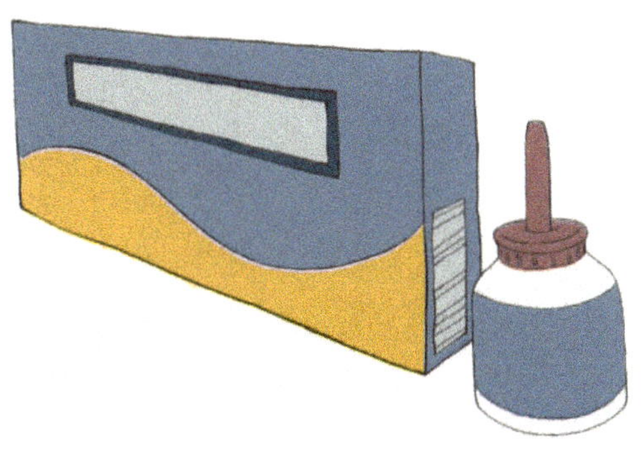

（3）胃黏膜保护剂

胃酸分泌过量是引发胃痛的一个方面，胃黏膜抗消化能力下降也是不可忽视的原因，所以，在止酸的同时，再配合使用护膜的药物，对于缩短病程是很有好处的。

临床上使用最多的胃黏膜保护剂是氢氧化铝，该药为弱碱性，除了能够温和地中和过量的胃酸外，还可与胃液混合溶解后形成胶体，覆盖于黏膜及溃疡的表面，形成一层保护性的薄膜，从而隔离胃酸对溃疡面的进一步侵蚀，有利于溃疡的愈合。除此之外，胃必灵、复方铝酸铋等也是常用的护膜剂，和其他药物不同的是，这类药物应在饭前 15 分钟左右服用，这样才能收到最佳疗效。

9 胃癌不同阶段的不同治疗方式

（1）I 期胃癌

I 期胃癌属于早期胃癌，主要以手术切除为主。对个别 Ia + Ib 型侵及黏膜下层、淋巴结出现转移者，应配合一定化疗。手术切除是目前唯一可以根治胃癌的手段，但限于病变较早的早期胃癌患者，手术前需要注意调养胃癌患者的身体，以增加手术成功率。

由于摄取不足（梗阻）、消化吸收利用障碍（胃肠肝功能不全）、异常丧失（出血）、异常消耗等因素，胃癌患者多伴有不同程度的营养障碍（低蛋白血症）。所谓低蛋白血症，即血浆蛋白浓度低于正常范围，其可导致水肿、胃肠运动障碍、伤口愈合延缓、吻合口瘘、抵御感染力减弱、休克等，术前必须纠正。衰竭和脱水患者，因血液浓缩，其血浆蛋白浓度往往正常，红细胞总数也不减少，因此为正确掌握血浆蛋白的情况，必须充分补液，使其日尿量维持在 1200～1500ml，并在该情况下进行测定。通常，胃肠道手术的最低安全界限为血浆蛋白 6.0g/dl、血红蛋白 85g/L 以上，正常休息状态下，成人每日需补给能量 1500 千卡。人体内正常蛋白质代谢只有

在适量碳水化合物供应下才能进行，因此同时补充足够的能量和水分是不容忽视的，此外，尚需补充适量的维生素 C 和多种 B 族维生素。

（2）Ⅱ期胃癌

Ⅱ期胃癌属于中期胃癌，对其的治疗主要以手术切除为主，有的辅助化疗或免疫疗法。

对于中期胃癌患者，主要靠非手术的疗法进行治疗。化疗是化学药物治疗的简称，化疗中最常见的副作用是药物的胃肠道反应，患者出现恶心、呕吐、腹痛、腹泻、便秘，以及口腔黏膜或消化道黏膜溃疡导致的便血等反应。骨髓抑制也是常见的副作用，其中以白细胞的减少最常见，其次是血小板的减少，如果没有明显的消化道出血，贫血一般不会立即出现。标准剂量下的化疗可能出现肝脏功能和肾脏功能的损害，一般说来，化疗药物对卵巢和睾丸的功能有一定程度的影响，患者还可能出现脱发等症状。

化疗药物有很多种，不同的化疗药物对身体各种脏器的毒性作用是有差别的。虽然化疗对身体有一定程度的损害，但是远不是想象中的那么严重，而且可以同时应用其他的药物来抑制或者对抗这种副作用。

（3）Ⅲ期胃癌

Ⅲ期胃癌多侵及周围组织并出现较广泛淋巴结转移，虽以手术切除为主，但应配合化疗、放疗、免疫治疗和中医中药治疗。

放射治疗并发症较多，甚至会引起部分功能丧失。对于晚期肿瘤患者，放射治疗效果并不一定较好，若患者同时体质较差、年龄偏大，继续放疗只能导致虚弱的生命更加垂危，加速患者死亡。胃癌放射敏感性低，单独放疗或与化疗综合治疗后，肿瘤缩小 50% 以上的只占60%，肿瘤完全消失者仅10%。因此，胃癌不能单独用放疗来根治，放疗在胃癌治疗中的作用主要是辅助性的或姑息性的。目前，曲妥珠单抗（抗HER2抗体）、贝伐单抗（抗VEGF抗体）和西妥昔单抗（抗EGFR抗体）均已有与化疗结合治疗的临床试验。

（4）Ⅳ期胃癌

Ⅳ期胃癌已属晚期，多采用非手术疗法，有适于手术者应尽量切除原发与转移病灶，配合化疗、放疗、免疫、中医中药综合疗法。已经出现远处转移或手术无法根治的患者已基本失去治愈的可能，但是化学治疗可以有效地延缓疾病的进展并达到延长生存期的作用。分子靶向药物目前已经用于晚期胃癌的治疗。

10 胃癌患者平时吃什么

胃癌是危害人体健康的常见疾病，食物是人体所必需的营养物质，因此，在胃癌的防治中，食疗也是重要的一项。对于晚期胃癌患者，饮食中最好增加一些易于消化的蛋白质和脂肪，同时在饮食中适当增加一些富含维生素 B、维生素 A、维生素 C 等成分的食物，都对身体有好处。除日常饮食外，还需适当选用 1 ~2 种补品，每天适量食用，可有一定益处。

在补充维生素 C 时，因蔬菜、水果等品种含纤维素较多，为了避免饮食中粗纤维过多，可取果汁、蔬菜汁加入食品中，必要时可以用药物维生素 C 代替，供患者食用。此外，胃癌患者应少食多餐，少食可以减少对胃液分泌的刺激，避免胃肠负担过大；多餐一方面可以保证饮食的营养充分，另一方面可以保证不断地有食物进入胃腔，不至于出现空胃自相摩擦和“自我消化”的情况。

胃癌靠近贲门时，常可引起吞咽困难的症状，应对这种症状，可按食道癌的饮食进行配膳。另外，肿瘤专家介绍，有的胃癌肿块侵犯了幽门，会出现幽门梗阻的症状，如进食后出现饱胀、恶心、呕吐等，在进食 2 ~ 3 小时后，呕吐大量的宿食，对于这种情况，在饮食方面应考虑采用少而精的流质饮食，不要进食容量多而营养素少的食物。

晚期胃癌患者要根据症状选择食疗：

①胃癌晚期患者多有胃部饱胀、疼痛等食积不消的症状，故应进食易消化食物，如酸梅汤、山楂汁、果汁、姜糖水、面条汤、新鲜小米粥等，以助消化而止痛。

②恶心、呕吐、食欲缺乏，宜食开胃降逆的清淡食物，如杏仁露、藕粉、玉米糊、金糯饼、山楂糕等易于消化的食物，忌食重油肥腻的食物。

③胃癌术后多因伤及气血而致全身乏力、四肢酸软、食欲缺乏、自汗，应以益气养血为主，可食用鲫鱼汤、乌鸡汤、人参茶、桂圆、银耳、甲鱼等食物。

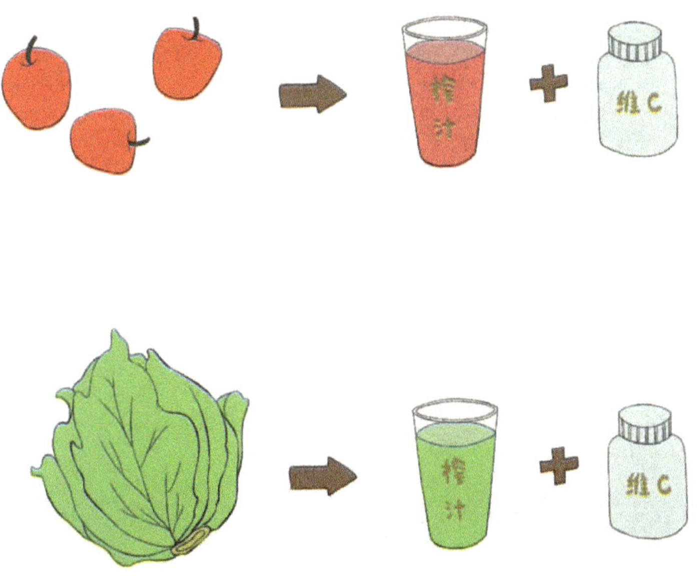

④胃癌晚期患者化疗期间，易出现头晕目眩、全身无力、恶心呕吐、白细胞下降等症状，这时患者可食用牛奶、咖啡、鸡蛋、西红柿、无花果、话梅、人参茶等。

⑤胃癌晚期，患者多处于全身衰竭状态，进食困难。应以扶正为主，除增加营养外，常用西洋参或白人参泡水饮，以增强其各脏腑功能。

胃癌患者在饮食上不必过多忌嘴，只要想吃，吃后无不适，都可让其适量地吃，让患者把自己当正常人看待，解除精神上的抑郁，过多的忌口，会造成精神上的负担。

11 胃癌术后不可掉以轻心的那些事

（1）胃癌术后护理

胃癌给患者带来的痛苦是巨大的，同时患者心理上也会存在一定的问题，此时患者不仅仅需要及时治疗，护理也十分重要。做好胃癌患者的护理有利于其身体的及早康复。

胃癌患者患病后，心理和生理都发生了很大变化，因此需要重新建立良好的生活规律，养成良好的生活习惯，把原有的抽烟、饮酒、加夜班等不良生活、工作的习惯都改掉。对于生活在都市里的患者，要尽可能抽出时间置身于大自然中，呼吸新鲜空气，减少城市废气、噪音等不利因素对身体的影响。

胃癌患者通过手术治疗后，也应该在饮食上特别注意，留意胃癌术后倾倒综合征和低血糖综合征。倾倒综合征的主要表现是进食甜的流质 10～20 分钟后，即感上腹部不适、腹部胀痛、恶心、呕吐、肠鸣、腹泻、全身乏力、头晕、出汗、心慌、面部潮红，甚至虚脱，该综合征多可通过饮食调节控制，症状较重和反复发作者，应进食高蛋白、高脂肪、低碳水化合物的食物，少食多

餐，进餐时避免饮用液体食物，餐后最好能平卧30分钟，半小时到一小时后再饮用少量无糖的液体，经此调节后，可有效地减慢胃排空速度及排空量，1～2年后，症状可逐步减轻而不再发作。术后低血糖综合征的主要表现是进食后2～4小时，出现心慌、出汗、无力、眩晕、手震颤、饥饿感、嗜睡或虚脱症状，其原因在于食物过快地排入空肠，葡萄糖被过快地吸收，血糖呈一过性增高，刺激胰腺分泌过多的胰岛素，随即引起了反应性低血糖。

胃癌患者在治疗和康复期间要加强自我保健，每天安排一定的时间参加锻炼，可根据自身体力恢复情况、个人爱好和活动条件适当安排锻炼内容，如散步、体操、太极拳、气功等，运动量适可而止，开始不宜过猛、过大，以防止剧烈运动造成损伤。

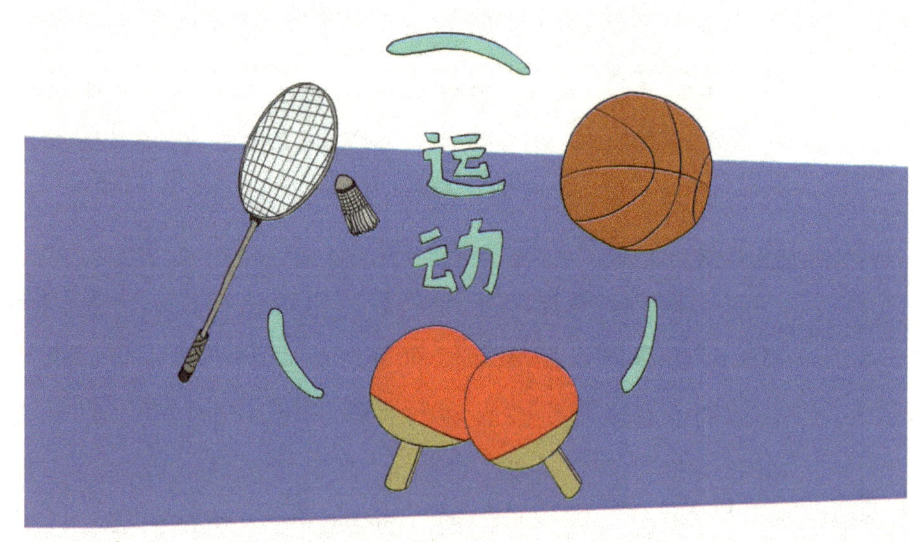

在胃癌患者的治疗告一段落、体力也恢复到一定程度时，征求医生的意见后，可适当恢复工作，有助于重建生活规律，对心理和性格会产生积极的影响，有利于身体的康复。

胃癌较严重、症状表现为恶病质的患者要多吃蛋白质食品，如牛奶、鸡蛋、鹅肉、瘦猪肉等。

（2）胃癌术后需定期复查

胃癌是常见的消化道肿瘤，在手术治疗胃癌的同时，应重视手术后的护理复查，复查的目的有两个：一是观察患者的一般状况，二是患者是否出现复发。

胃癌术后可能出现胃肠道系统的各种生理功能变化，如胆汁返流性胃炎、消化吸收障碍、营养不良、贫血、低血糖等并发症，及时诊断和处理这些并发症，对减轻患者痛苦十分重要。

胃癌手术后出现以下情况应该高度警惕：

①手术经过良好，但手术后近期内出现上腹部胀满疼痛，食欲减退，消瘦。

②出现消化道出血，轻者会出现原因不明的贫血，大便潜血阳性。重者可出现呕血或黑便。

③呕吐，表明吻合口出现狭窄或阻塞，或存在严重的电解质紊乱。

俗话说得好“三分治七分养”，护理质量的好坏直接影响手术的效果。全胃切除后的贫血与胃大部切除术不同，除了因贫血所致的铁吸收障碍外，更重要的原因是内因子缺乏引起以维生素 B12 为中心的造血代谢障碍，全胃切除的患者应补给铁和维生素 B12，以防治贫血，只要做好术后长期的营养管理，患者完全可以不出现营养障碍。

癌症复发也是一个令人担心的问题，一般来说，手术后2年左右复发的机会最高，因此要求患者在手术后定期复查。复查时间的安排通常为：手术后2年内每3个月一次，第3~5年每半年一次，第5年后每年一次。复查的项目包括：血液化验、临床体检、胸部放射线检查、腹部B超或CT检查，每年进行一次内镜检查。

第四章

大肠癌

1 什么是大肠癌

大肠癌指大肠黏膜上皮在环境或遗传等多种致癌因素作用下发生的恶性病变预后不良，包括结肠癌和直肠癌等，是胃肠道中常见的恶性肿瘤，发病率仅次于胃癌和食管癌。绝大多数大肠癌患者在40岁以上，30岁以下者约占15%，且男性较多见，男女之比为2∶1～3∶1。

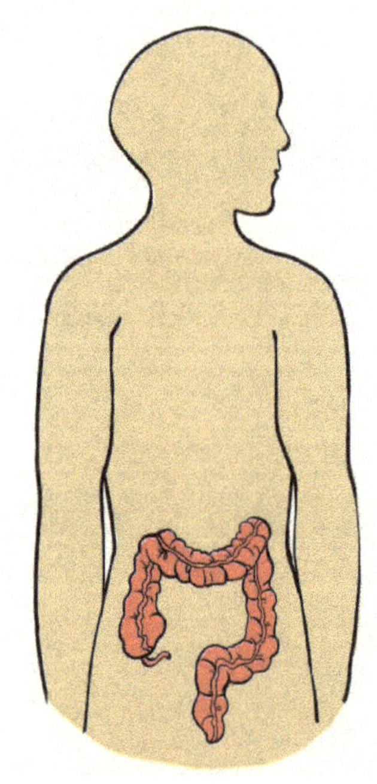

大肠癌初期以便血为主，其次是大便习惯改变、排便不尽感、里急后重等。此外还极易出现梗阻现象，产生肠道刺激症状等。大肠癌有很多突出的临床表现，患者还需多加小心。

2 哪些因素将导致大肠癌

（1）不良饮食习惯

肠道疾病与饮食有着密切的联系。现代人高脂肪、高蛋白、低纤维的饮食结构是造成大肠癌病发的主要因素之一，加上久坐、运动量少等现代常见不良生活状态，肠道压力增大，蠕动速度减慢，引发积聚，导致便秘现象，而长期便秘引发的毒素积累可导致致癌物的生成。此外，酒精也是导致大肠腺瘤的危险因素，减少酒精摄入量有利于预防肠癌。

（2）排便不规律

大肠癌早期常无特殊症状，其发展后主要表现为排便次数增加、腹泻、便秘、贫血、食欲下降，粪便中带血、脓或黏液等，此外，腹痛也是早期症状之一，常为定位不确切的持续性隐痛，或仅为腹部不适或腹胀感，出现肠梗阻时，腹痛加重或为阵发性绞痛。

出现以上症状的人群应及早去正规医院做检查，一般需做直肠指检，这是最常用、最简单的检查方法，而肠镜检查是诊断肠癌的“金标准”，因此，建议普通人群40岁开始做肠镜检查。对于有家族性息肉病等遗传因素

的高危人群，则应从青少年时期就开始定期进行肠镜检查。

（3）遗传因素

临床上，大约 20% 的大肠癌患者有家族遗传背景，由此可见，家族遗传因素很可能是大肠癌高发的主要原因之一。

遗传性结直肠癌中最常见的两种类型是林奇综合征（Lynch 综合征）和家族性腺瘤性息肉病（FAP），都是常染色体显性遗传疾病。

遗传性结直肠癌发病年龄较低，而且容易合并其他脏器的肿瘤，具有一定的遗传学特征，估计至少 20% 的结直肠癌与遗传相关。随着结直肠癌与遗传关系研究的进展、诊断技术的改进，对一部分家族性结直肠癌遗传因素的认识逐渐清晰，通过对结直肠癌高危人群进行严密筛查和定期体检、治疗，可以预防一部分疾病的发生。

林奇综合征患者的亲属在 70 岁之前，男性患结直肠癌的风险为 45%，女性为 35%，子宫内膜癌的发病风险为 31% ~64%，所

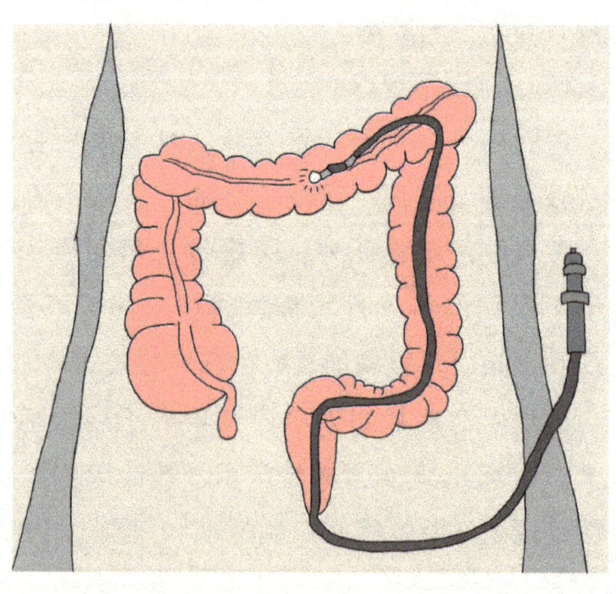

以这些高危人群应该定期做结直肠镜检查和妇科检查。普通人结直肠镜检查时限是 5 ~ 10 年一次，而林奇综合征患者的结直肠镜检查建议在专科医生指导下进行，并且对于其他部位肿瘤的发生也要提高警惕。

多数癌症是遗传与环境因素相互作用的结果，共同的生活环境和生活习惯让家族容易出现相同的癌症。环境的刺激会导致细胞内 DNA 发生损伤，有些人的基因 DNA 修复的活性好，就能减少 DNA 损伤导致的 DNA 突变的积累，因此，在相同环境下有些家人可能会发生癌变，有些则不会。家族性癌症的发病其实并不可怕，从某种程度上来说，它能提醒人们引起关注，及早预防。

有大肠癌家族史的人应定期做肠镜等消化系统检查，因为早期大肠息肉可无症状，一旦发现有大肠息肉，就需要及时切除，以免发生癌变，切除后还应定期进行复查，当息肉增大或者癌变后，可能会发生便血、便秘、稀便等，如果出现这些症状，更需要立刻就医。

但具有患癌可能性的人并不一定就会患上癌症，只是得癌症的机会比普通人大些而已，总之，癌症和遗传确有一定关系，有癌症家族史的人，一方面要认识到自己可能因遗传而有癌症素质；另一方面要更加注意防癌，争取做到早期发现、早期诊断和早期治疗。

（4）癌前病变

大肠癌的发生是一个逐渐发展的过程，由黏膜到腺瘤，再到癌变，临床上约 80% 的大肠癌都是由大肠腺瘤演变而来的，相关数据显示，有 1 个腺瘤的患者，其大肠癌的发生率比无腺瘤者高 5 倍，有多个腺瘤者比单个腺瘤患者高 1 倍，因此，积极治疗肠腺瘤是预防大肠癌的主要手段之一。

3 家庭生活中如何预防大肠癌

（1）多吃浆果

研究发现，树莓等浆果中的花青素和多酚类物质可抑制肿瘤生长，其中，黑树莓（又名覆盆子）中的花青素和多酚类抗癌物质比红树莓多40%，而且浆果冷冻几个小时后食用，可获得更多抗癌物质。

（2）每天晒太阳10分钟

研究发现，维生素D有助于改变肠道细胞生长，防止癌变，每天不抹防晒霜，晒10分钟太阳，有助于身体产生足够的维生素D，冬天晒太阳机会较少的时候，最好多通过饮食等途径补充维生素D。

（3）每天运动40分钟

研究发现，40分钟的高强度有氧运动（跑步、游泳、滑雪、骑自行车等）有助于降低胰岛素水平，抑制肿瘤生长。此外，有氧运动还可促进消化，加速肠道排空，减少致癌物滞留的时间，运动时的心率达到最大心率的65%～85%时效果最好。

（4）多吃玉米加黄油

研究发现，玉米等食物中富含的纤维素成分可防止肠道肿瘤生长，保证细胞处于健康状态，此外，黄油也有防癌作用，每天吃一些高脂奶制品可使大肠癌危险降低34%。

（5）每周吃一次咖喱

研究发现，咖喱可抑制肿瘤血管生成，当大肠癌细胞暴露于咖喱中时，每天死亡的癌细胞达25%。因此，每周最好吃一次咖喱鸡、咖喱饭或咖喱蔬菜，另外，吃咖喱之后服用一小片阿司匹林，抗癌抗炎效果更好。

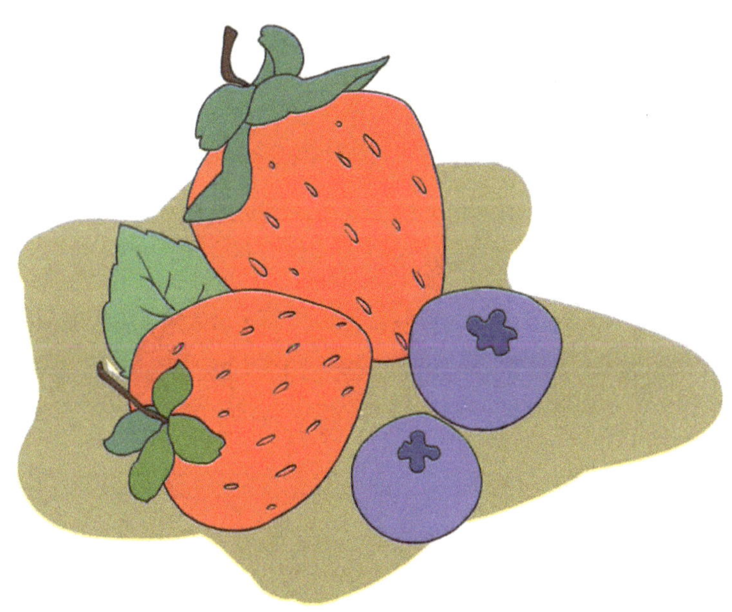

（6）常吃海鱼、喝白茶

专家表示，要防止结肠癌，应该常服用富含欧米伽-3脂肪酸的鱼类，如带鱼、黄鱼等海鱼，研究发现，白茶抑制肿瘤细胞的作用比绿茶更强。

4 哪些人易患大肠癌

（1）溃疡性结肠炎者

这不是一般症状的结肠炎，而是以反复发作的脓血便为主要症状，结肠镜检可见“口疮”样溃疡的结肠炎。溃疡性结肠炎发生癌变的几率比正常人高5~10倍，特别是未成年时就发病，而且病变一直在活动，病变范围广泛、病程在5年以上的人，癌变危险性更大。

（2）有大肠癌家族史者

研究显示，直系亲属中有一位大肠癌患者时，发生大肠癌的风险是普通人群的1.7倍，直系亲属大肠癌发病年龄小于55岁或有两位直系亲属有大肠癌发病史时，患病风险进一步提高，而结肠腺瘤病家族史也同样会增加大肠癌的风险。据估计，在至少20%~30%的大肠癌患者中，遗传因素起着重要的作用。

另外，有一种家族遗传性腺瘤病性结直肠癌，主要是一种叫APC的抑癌基因发生了突变，肠道内会长许多息肉，如果息肉到一定时间得不到治疗，几乎所有的患者在40岁以前均会发生恶性病变。

（3）在大肠癌高发区者

大肠癌的发病与环境密切相关，居住在大肠癌高发区的人们尤其要注意大肠癌的发生，而环境因素主要有土壤中缺硒以及血吸虫病的影响。在我国，血吸虫病高发区同样也是大肠癌的高发区，血吸虫病重灾区与无此病地区相比，大肠癌的检出率要高 12.3 倍。

（4）其他高危人群

①40 岁以上人群。

②有痔疮和长期便血者。

③有慢性腹泻，持续超过 3 个月者。

④经常发生便秘、黑血便和黏液便者。

⑤有慢性阑尾炎、胆囊炎或已切除阑尾和胆囊者。

⑥长期精神抑郁、近三个月体重明显下降者。

⑦肥胖者患大肠癌的风险高于体重正常者。

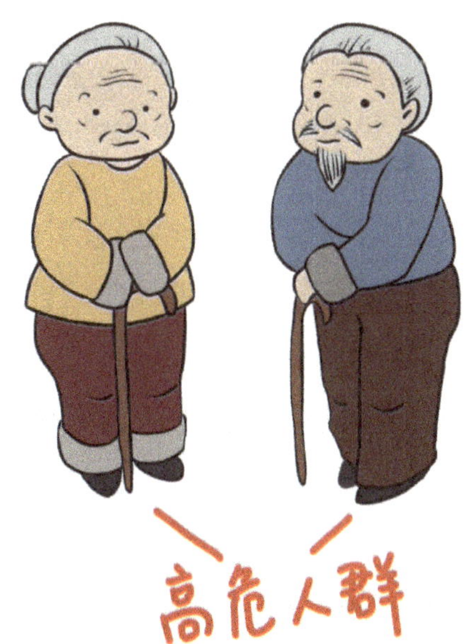

5 做哪些检查可确诊大肠癌

大肠癌检查方法通常有直肠癌指检、实验室检查、肠镜等影像学检查等。

（1）大便潜血实验

结肠癌和息肉都能造成出血，并通过肠道和大便混合排出，将少量的大便标本送到医院检查即可获得结果，方便易行。

（2）血清肿瘤标志物

癌胚抗原（CEA）对结直肠癌的诊断具有辅助价值，同时有助于判断预后、判定疗效及监测复发。

（3）直肠指检

约90%的直肠癌，特别是直肠下段癌，仅凭指检即可发现，但目前仍有些医师对疑似直肠癌患者不做这一常规检查，造成延误诊断和治疗，事实上这种诊断方法简单可行，经过直肠指检还可判断肿块的大小和浸润程度，有无肠壁外、盆腔内种植性肿块等。

（4）直肠镜或乙状结肠镜检查

直肠指检后应再做直肠镜检查，在直视下协助诊断，观察肿块的形态、上下缘以及距肛门缘的距离，并采取肿块组织作病理切片检查，以确定肿块性质及其分化程度。位于直肠中、上段的癌肿，手指无法触到，采用乙状结肠镜检是一种较好的方法。

（5）钡灌肠

检查前需要用泻药清洁肠道，检查中将造影剂注入肠道，放射科医生在 X 光下可以发现结肠癌或较大的息肉。

（6）电子结肠镜

结肠镜检查是目前确诊结肠息肉和肿瘤最有效的方法，但相对有一些痛苦，建议使用点镇静止痛药物。

（7）腹部和（或）盆腔 CT 和（或）B 超、胸部 X 光片

这些检查对结直肠癌的定性诊断意义小于电子结肠镜，但对定期诊断（确定结直肠癌分期）具有极其重要的意义。

（8）PET－CT（正电子发射断层显像）

早期能全面发现较小的直肠肿瘤，是其他检查手段不易做到的，诊断准确率高，特别适用于转移灶很难发现的患者。

以上检查方法可根据不同症状灵活运用，并不是全部必做。此外，还需要结合部分大小便、血液等检查，如果发现异常，最终需要电子结肠镜来确诊。

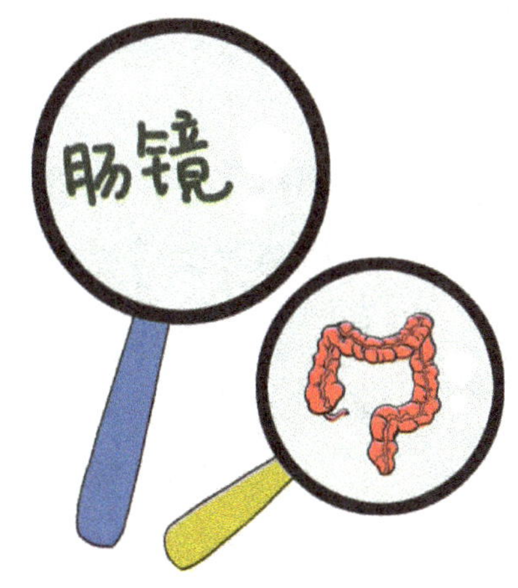

6 哪些疾病易与大肠癌相混淆

资料统计，国内大肠癌平均误诊率达41.5%，为提高大肠癌的诊断率，临床上应与以下疾病相鉴别。

（1）细菌性痢疾

细菌性痢疾占误诊疾病的1/2。直肠癌破溃或合并感染可出现不同程度的脓血便、便次增多，甚至里急后重等症状，这些症状几乎与细菌性痢疾的临床表现相同，很易混淆。

（2）痔疮

痔疮约占误诊病例的1/3。便血是左半结肠癌与直肠癌最常见的临床表现，这种出血与痔疮的出血很难区别，从患病率看，痔疮是常见病，所谓“十男九痔”，见到便血很容易首先想到“痔疮”，特别是肛门检查见到痔疮时，医生往往满足于痔疮的诊断，而未想到可能同时伴发的直肠癌。

（3）溃疡性结肠炎

近年溃疡性结肠炎患者有所增加。其常见症状有血便、脓血便、便次增多和腹部不适，此外，消瘦、贫血等也是中、晚期大肠癌的常见症状。重度长期不愈的溃疡性结肠炎本身也有较高的癌变率，一旦癌变，甚至肠镜下也很难分辨哪些病灶是炎症、溃疡，哪些病灶已癌变。

（4）阑尾炎或阑尾周围脓肿

阑尾炎、阑尾周围脓肿以及阑尾炎后所形成的回盲部包块是盲肠癌易于误诊的疾病。盲肠癌及部分升结肠癌常表现为右下腹痛、肿瘤破溃，合并感染也会出现发热、白细胞升高，甚至出现右下腹包块。由于阑尾炎、阑尾周围脓肿是多发病，人们很容易把盲肠癌误诊为阑尾炎或阑尾周围脓肿。

（5）肠结核

一些肠癌患者主要症状是腹泻、便秘等排便习惯改变，同时伴有低热、消瘦，很容易误诊为肠结核。

（6）其他疾病

如大肠癌原发灶症状不显著却出现卵巢转移，在妇科可误诊为“原发性卵巢肿瘤”，切除了转移灶，却仍将原发的大肠癌留于腹内。此外，临床遇见肠梗阻、急性腹膜炎等情况时，鉴别诊断也应考虑大肠癌的可能。

为避免误诊，在大肠癌的诊治过程中，应掌握以下原则：加强大肠癌防治知识宣传，提高患者自我认识能力，重视症状鉴别和必要的直肠指检、肠镜检查。注意排除与某些肠道良性病变合并存在的大肠癌，加强对癌前病变的随访和无症状高危人群的筛查。

7 大肠癌的外在表现有哪些

（1）前期预警症状

从大肠癌防治的角度来看，西式饮食结构很不健康，高脂肪、高蛋白、低纤维素饮食都是大肠癌的危险因素，尤其是洋快餐，油炸食物的脂肪含量很高，容易引发肥胖，而研究显示，肥胖跟大肠癌的发生有一定关系。此外，现在城市里坐办公室的白领多了，久坐不动，缺少锻炼，加上工作压力大，这些危险因素叠加，会提高大肠癌的发病风险。

①便血：便血往往是直肠癌患者的第一个症状，只要做肛门检查或者做一个简单的肛镜，就可鉴别是否是直肠癌的早期表现。

②腹痛：部分患者以持续腹部隐痛为首发或突出的症状，也有一些患者表现为典型的不完全性肠梗阻性腹痛，即疼痛为阵发性绞痛，当这种症状出现在老年人身上时，应首先考虑结直肠癌。

③大便习惯改变：多数人有每日定时排便一次的良好习惯。对于常常发生便秘、腹泻的人来说，如果没有旅行、生活环境变化及服用土霉素等药物因素，大便突

然变稀，或者原来一天一次大便，在无任何原因下，变成一天几次大便或者好几天一次大便等，都有可能是早期癌症表现。

④腹泻：每日排便数次甚至多达十余次，为黏液血便、黏液脓血便或溏薄的稀便，腹泻常规治疗两周以上仍无效时，极可能是结直肠癌的早期症状。

（2）晚期临床症状

大肠癌是一种严重恶性癌症，其早期症状不是很明显，等到发现时已经到了晚期，严重影响患者的生命。中、晚期直肠癌患者除常见的食欲缺乏、体重减轻、贫血等全身症状外，尚有排便次数增多、排便不尽、便意频繁、里急后重等癌肿局部刺激症状。

当癌肿穿透肠壁、浸润前列腺或膀胱时，可出现尿频、尿急、尿痛、血尿、排尿障碍或淋漓不尽等感觉，如癌肿穿透膀胱则可形成直肠膀胱瘘，尿中可出现气体逸出和粪质。女性直肠前壁癌肿穿透肠壁后可浸润阴道后壁，引起白带增多，如穿透阴道后壁则形成直肠阴道瘘，阴道内出现粪质和血性分泌。

当癌肿累及肛管或肛门周围时，患者除表现出便血外，常诉有肛门疼痛和肛门口有块状物突出，多数患者伴有便频和排便不尽感。当癌肿侵及肛管括约肌时，可发生排便失禁。由于肛管的淋巴引流可首先至腹股沟淋巴结，故当出现淋巴转移时，腹股沟区可出现肿大、质硬的淋巴结，继之融合成团。此外，肛管的淋巴引流尚可沿直肠中血管至髂内和闭孔内血管旁淋巴结，当淋巴结转移浸润闭孔神经时，患者可出现顽固性会阴部疼痛并向大腿内侧放射。

治疗方法是决定晚期直肠癌患者能活多久的关键性因素，科学合理的治疗方法可以有效延长患者的生命周期。目前临床上治疗晚期直肠癌的方法主要有化疗、放疗、中医药治疗。动脉化疗是晚期

直肠癌的主要化疗方式，能一定程度上缩小癌肿，但其亦会随着治疗时间的延长而增加毒副反应。因此，化疗药物及化疗时间应依据肿瘤缓解情况、症状缓解情况以及治疗相关性毒性而定。

大肠癌引起肠梗阻时，预后将明显受影响，有梗阻者 5 年生存率为 31%，无梗阻者则可达 72%。完全性肠梗阻时，肿瘤近侧扩张的结肠或盲肠处可发生穿孔，在急诊手术的大肠癌患者中，约 3/4 为肠梗阻，1/4 为穿孔（其中约 75% 穿孔于肿瘤所在的肠壁，约 25% 发生于肿瘤近侧的结肠或盲肠）。

另外，晚期直肠癌患者也应注意日常饮食调理，身体机能好、免疫力强，才能抵抗癌肿的发展，耐受各种药物治疗。因此，提高免疫机能、增强抵抗力对晚期直肠癌患者极为重要。在饮食上，应减少油脂的摄取，增加纤维素的摄取，忌食烈性酒，辛辣、燥热、刺激性食物。

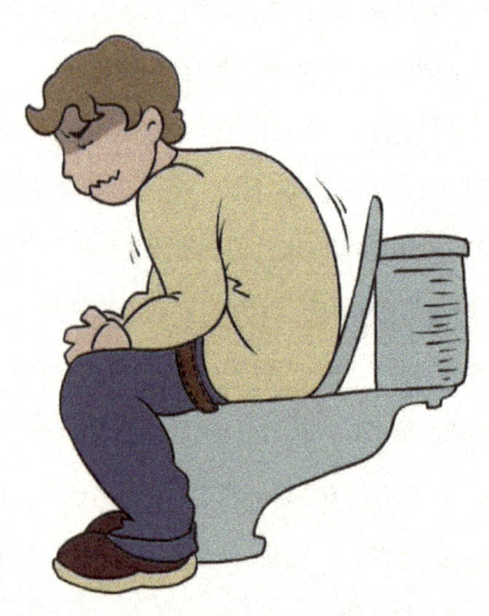

8 大肠癌如何通过手术进行治疗

（1）治疗原则

大肠癌治疗是以手术治疗为主的综合治疗，外科治疗原则包括：

①切除全部恶性组织。

②全部切除或大部切除患癌的器官。

③消除淋巴扩散的主要途径。

④为了预防手术中触摸肿瘤时肿瘤细胞形成栓子，应及早的控制静脉血流。

根治的原则是将直肠和直肠以上的一段血管，连同直肠周围组织和有转移可能的淋巴引流区一并切除。

（2）根治方法

根治的方法分为两类，一类是将直肠肛管完全切除再行人工肛门，一类是将直肠部分切除后保留肛门括约肌。

（3）选择手术的影响因素

影响因素一：肿瘤位置。

肿瘤位于直肠上三分之一，即直肠上段、中段，经

充分游离直肠后其下缘距肛门10cm以上者，可行保留肛门的前切除术。肿瘤位于直肠的下三分之一，即直肠下段癌、肛管癌，癌灶下缘距肛门缘6cm以下者，宜行迈尔氏术，并根据情况作腹壁造瘘或会阴肛门重建术。肿瘤位于直肠的中三分之一，即肿瘤下缘距肛门缘6cm～10cm之间，对术式选择争议较大，应根据肿块大小、分化程度及周围浸润情况决定。

影响因素二：病理类型分期。

原位癌可切除癌下缘1cm直肠；溃疡型、菜花型、环形癌应切除癌下缘4cm～5cm直肠；浸润型癌下缘应切除7cm以上直肠。

如果说患者术前分期为一期、二期、三期，那么治疗应以手术治疗为主。对于四期患者，如果转移灶同样可以手术切除，那么应该尽可能在切除原发灶的同时把转移灶切除，使患者获得根治，得以长期的生存。对于已经出现了脑转移、骨转移、肺转移等全身转移，转移灶不可能切除的四期患者，手术仅适用于肿瘤出现并发症的情况，比如大出血没有办法控制、出现消化道的梗阻，需要做一些姑息手术解除这些并发症。

影响因素三：性别、体型及年龄。

女性骨盆宽，分离切除吻合比较容易，宜尽量保肛；男性骨盆窄小，吻合困难，保留肛门要谨慎。瘦高型患者宜做保肛手术；矮胖型患者则不宜。青年人直肠癌易于早期出现转移，恶性程度一般较高，尽量选择迈尔氏术式；60岁以上的患者由于全身情况差，宜选择姑息性治疗。

影响因素四：分化及固定程度。

低分化癌局部复发率高，需切除较多边缘并进行彻底淋巴结扫除；中高分化癌恶性程度相对好，肿瘤边缘切除可以少一些。如癌与周围组织器官固定，则应一并切除，然后根据切除器官进行重建或改道。

影响因素五：肠癌严重度。

晚期直肠癌出现远处转移时不宜做根治术，应考虑行姑息切除或癌肿上段造瘘，以解除梗阻。姑息治疗指的是把肿瘤原发灶切除，但其转移灶还在体内，该种治疗方法的“淋巴结清扫”（切除淋巴结）范围可能要稍微小一些。

9 大肠癌患者应该吃什么

大肠癌患者饮食以清淡易消化为主，禁食辛辣刺激性、油腻食物，饮食要能满足身体需要，还要能帮助维持和恢复体力，重建正常组织。此外，食物总热量要够，营养要平衡，结构要合理，烹调方法和进食方法要讲究。

（1）控制总热量

癌症患者每日从食物中摄入的总热量不应低于正常人的最低要求，即每日在10千焦以上。因为癌症患者体内蛋白质分解高，合成代谢功能低，营养处于入不敷出的状态，故对蛋白质的需求量增加，一般每日摄入蛋白质应达1.5克/千克体重以上，而且应以优质蛋白为主，如鸡蛋、牛奶、肉类、豆制品等。

（2）营养要相对平衡

根据患者的需要，各营养素要适量、齐全，除充足、优质的蛋白质摄入外，一般应以低脂肪、适量糖类为主，此外还应注意补充维生素、无机盐、纤维素等，这些可从新鲜蔬菜和水果中获得。

（3）食谱结构要合理

癌症患者食谱切不可简单和单一，应该是品种多、花样新、结构合理，在制作食谱时，要尽可能做到清淡和高营养相结合，质软易消化和富含维生素相结合，新鲜和食物寒热温平味相结合，供应总量和患者脏腑寒热虚实证相结合，最好在医生的指导下进行。

（4）讲究烹调方法和进食方法

在食物的选择、制作、烹调上，应创造食物良好的感观性状，在色、香、味、形上下工夫，适合和满足患者的口味、爱好和习惯。还要根据患者的消化能力，采取少食多餐，粗细搭配，流质、软食与硬食交替，甜咸互换等形式进餐。吃饭时要创造愉悦气氛，尽量与亲属共同进食。吃饭前，尽量避免油烟味等不良刺激。在患者放、化疗间歇期，抓紧食欲好转的有利时机补充营养。

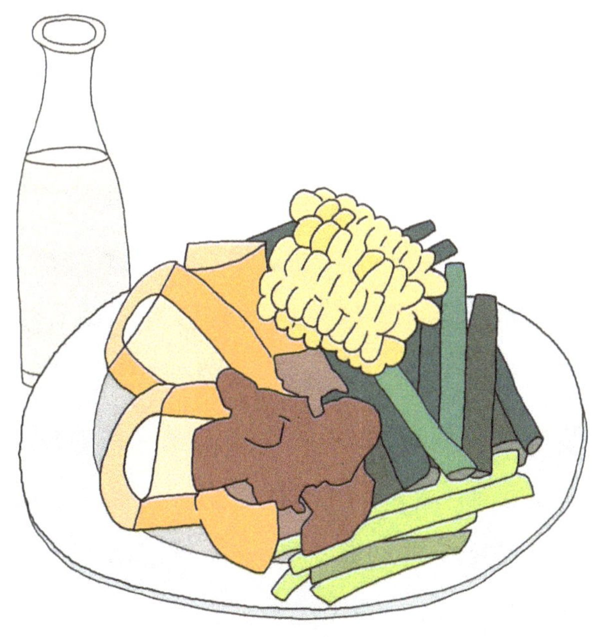

10 大肠癌术后应注意随诊

为及时发现可再治疗的复发及转移病灶，保证异时性多原发结直肠癌获得及时治疗，应尽快处理患者术后出现的一系列消化道症状及其他并发症，术后均应终身定期复查，随访。肠癌患者术后随访计划可以归纳为下列内容：

（1）病史询问及物理检查

术后 2 年内，每 3 个月进行一次病史询问及物理检查，对于术后恢复顺利的患者，若再次有不明原因的体重下降，排便习惯的改变，盆腔疼痛或会阴部大腿内侧疼痛，不明原因刺激性咳嗽、腹胀及肠道出血等，均有复发可能。全面查体包括检查腋窝、锁骨和颈部淋巴结；腹部主要检查肝脾，是否有腹部包块；肛门指诊可以及时发现直肠或盆腔的复发灶。每次随诊应包括病史和详细体检，血 CEA 等肿瘤标记物、免疫功能状态、血常规、肝功能测定，粪便隐血检查，胸部 X 线检查及肝脏、腹膜淋巴结、盆腔 B 超扫描，这些体检结果对治疗有一定的参考意义。

（2）纤维肠镜检查

每年需行一次纤维肠镜检查，以发现异时性多原新生物和吻合复发，中间可加一次钡灌肠检查。如果术前因某种原因未行纤维肠镜和钡灌肠检查，术后 6 个月应择其一检查。每年一次 CT 或 MRI 检查，首次 CT 和肠镜应在半年内复查。

结肠镜或结肠三维 CT 检查不仅可以发现吻合口复发、异时性结直肠腺瘤或结直肠癌，且有助于及时发现腺瘤癌变。乙状结肠镜可用于低位吻合口的检查；结肠三维 CT 检查可用于结肠镜检查失败的病例。结直肠癌术后的纤维结肠镜检查优点是：

①诊断正确率可高达 90% ~97%，阳性检出率高于其他检查方法。

②可作活检确定诊断，优于 X 线检查。

③对术后吻合口狭窄，纤维结肠镜可确定为良性瘢痕还是肿瘤复发。

④能经纤维结肠镜摘除结直肠息肉。结肠镜对于观察吻合口情况有特殊的价值，应每年检查一次或多次。

（3）逐步延长随诊间隔时间

术后 2 年至 5 年随诊可延长至每 6 个月 1 次；术后 5 年以上的患者可 1 年 1 次，或结合健康体检加重点项目检查。

（4）CEA 监察

对于术后接受辅助化疗的患者，CEA 及肝功能检查可增加至 1 ~2 年 1 次，随诊中发现异常需给予详细检查以早期发现复发、转移病灶。血细胞计数更应常规检查，如果是 DPD 酶缺乏患者或应用了骨髓抑制明显的药物，则至少每周 1 次。

CEA 是监测结直肠癌术后复发或肝转移最有效的方法之一，尽管 CEA 的特异性以及其能否作为复发早期诊断的标志仍存在异议，但是大多数学者认为，进展期患者 CEA 升高，术后仍不能恢复至正常水平，常预示预后不良，而且 CEA 的升高常早于临床出现复发症状的 4～5 个月，它不仅能监测局部复发，也能提示肝、肺等处的远处转移。

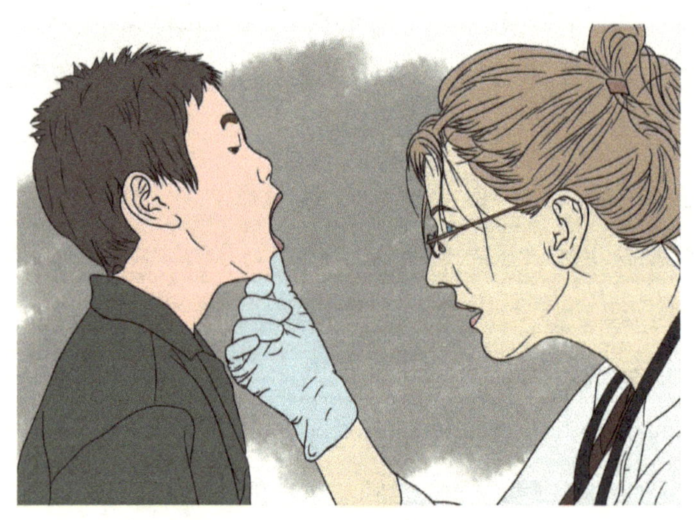

第五章

肾　癌

1 什么是肾癌

肾癌是起源于肾实质泌尿小管上皮系统的恶性肿瘤导致的，学术名词全称为肾细胞癌，又称肾腺癌，简称为肾癌。包括起源于泌尿小管不同部位的各种肾细胞癌亚型，但不包括来源于肾间质的肿瘤和肾盂肿瘤。

肾癌约占成人全部恶性肿瘤的 80% ~90%，男女之比约为 2∶1，可见于各个年龄段，高发年龄为 50 ~70 岁，不吸烟及避免肥胖是预防肾癌发生的重要方法。目前肾癌的主要类型有：肾透明细胞癌、乳头状肾细胞癌、肾嫌色细胞癌及未分类肾细胞癌、Bellini 集合管癌、髓样癌、多房囊性肾细胞癌、Xp11 易位性肾癌、神经母细胞瘤伴发的癌、黏液性管状及梭形细胞癌分型，其中肾透明细胞癌最常见，约占 90%。

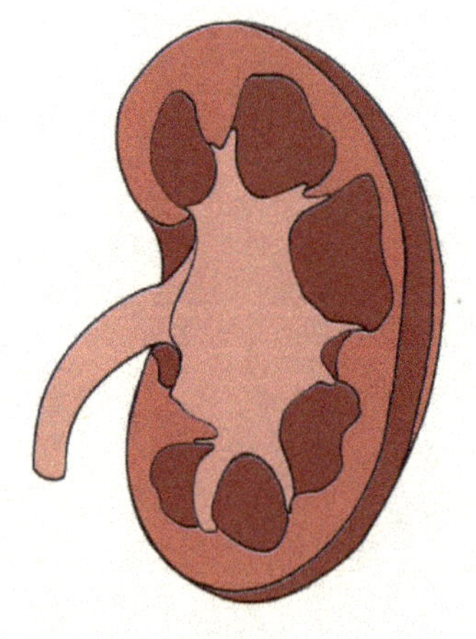

2 哪些因素将导致肾癌

依照流行病学特征，肾癌分为遗传性肾癌（家族性肾癌）和散发性肾癌两种。具有特定的基因改变并具有家族聚集倾向的肾癌被称为遗传性或家族性肾癌，约占全部肾癌的 2%～4%；临床上所诊断的肾癌绝大多数都是散发性肾癌。

尽管这些综合征的临床表现千差万别，但也有很多共性。遗传性肾癌患者常在 40 岁之前的青壮年时期发病，且病灶多为双侧或多发，而散发性肾癌一般发病较晚，多为单侧、单发。

散发性肾癌的病因至今未明，但已经发现了一些与肾癌发病相关的因素。

（1）吸烟

在肾癌的病因中，目前唯一公认的环境危险因素就是烟草。吸烟可以增加患肾癌的危险，但大量观察肾癌与吸烟关系的前瞻性研究认为，吸烟只是中等度危险因素。

（2）肥胖

肥胖程度一般用体重指数（bodymass index，BMI）

来表示，体重指数=体重（kg）/身高×2，这个指数增加，则肾癌危险性增加，女性相关性似乎更强一些。

（3）高血压和抗高血压药

高血压患者使用利尿剂的，特别是使用噻嗪类利尿药，以及其他抗高血压药物的人，患肾癌的危险性会增加1.4倍~2倍。

（4）遗传

有一些家族内肾癌，在进行染色体检查时发现，在肾癌高发生率的人中，大都有三对染色体有缺陷。多数家族性肾癌发病年龄较早，趋于多病灶和双侧性见的遗传性疾病——遗传性斑痣性错构瘤病的患者发生肾癌者多达28%~45%。常见的遗传性肾癌有以下几种：

①VHL是一种常染色体显性遗传病，是一种涉及多个系统病变的家族性肿瘤综合征，临床特征为小脑、视网膜、脊髓的成血管细胞瘤、肾细胞癌、嗜铬细胞瘤、肾囊肿等。肾癌在VHL病中的发生率高达28%~45%，病理类型全部为透明细胞癌，在临床上，VHL肾癌多为双侧多发性肾癌，进展较慢，转移晚，一般认为当肿瘤较小时可临床观察，肿瘤直径大于3cm后可行肿瘤刻除术并尽量保留残肾。

②遗传性乳头状肾癌。HPRC为常染色体显性遗传病，肿瘤的病理类型全部为I型乳头状肾癌。HPRC的临床特点与VHL病肾癌相似，多为双侧多发性肾癌，发病年龄较晚且进展较慢，一般建议在肿瘤较大时施行肿瘤刻除术。

③遗传性平滑肌瘤病肾癌。HLRCC为常染色体显性遗传病，表现为肾癌伴多发性皮肤平滑肌瘤、多灶性子宫平滑肌瘤或子宫平滑肌肉瘤，其中肾癌的病理类型多为II型乳头状肾癌。HLRCC的

临床特点与其他类型的遗传性肾癌显著不同，HLRCC 多为发生在单侧的单发肿瘤，发生年龄较早，侵袭性很强，易早期转移，因此早期诊断和治疗十分重要。

④BHD 综合征为一常染色体显性遗传综合征，涉及全身多个系统，典型表现为头颈部和上肢的多发性纤维毛囊瘤，并可能伴有肺囊肿和结肠息肉。绝大部分患者存在纤维滤泡增殖等皮肤良性病变，面部、颈部及躯干上部多发性小的圆形丘疹是此综合征的特征性病变。15% ~25% 患者伴有肾肿瘤，包括嗜酸细胞瘤、嫌色细胞癌、透明细胞癌及乳头状癌，肾恶性肿瘤以嫌色细胞癌最多见，其次为透明细胞癌，此外还可能出现肺囊肿、自发性气胸等病变。

3 家庭生活中如何预防肾癌

肾癌的发生与肥胖密切相关。新的研究认为，对男性和女性来说，保持正常的体重都可减少肾癌的发生率，而超重则会增加患肾癌的危险。其原因可能是肥胖者体内某些激素（如胰岛素）水平升高，促进了肾细胞癌的生长，或者是肥胖影响了肾血液的供应，使肾对致癌物更敏感。有关肾癌的预防还要做好以下几方面：

①戒烟，不酗酒。

②避免放射线侵害，慎用激素。加强对铅化合物接触的防护。减少化学性致癌物质的接触，是预防本病不可忽视的措施。

③慎用解热药物。

④积极开展防癌宣传，普及防癌知识，做到对肾癌的早期诊断、早期治疗，这是决定本病治疗效果及预后的关键。

⑤如患者患有肾囊肿等肾脏疾病，应积极治疗。

⑥经常参加体育锻炼，保持心情愉快，增强机体免疫力。

⑦低脂饮食，禁食动物脂肪。控制体重，防止肥胖

后引发肾癌。

⑧饮绿茶，有良好的防癌效果。

⑨术后康复患者应定期复查，每 1 ~3 个月复查一次，情况良好者每半年到一年复查一次，并坚持治疗。

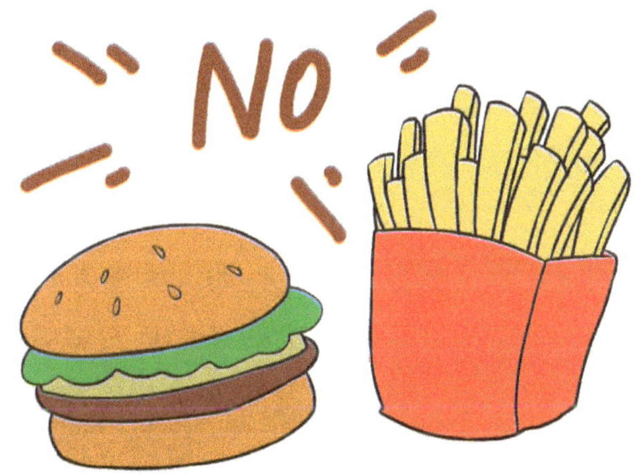

4 哪些人易患肾癌

数据表示，在我国，肾癌的发病率排行泌尿系统恶性疾病第二位，位于膀胱癌之后，前列腺癌之前。由于肾癌无显著症状，导致其治疗效果非常差，患者5年生存率小于5%，属于典型的疑难癌症，所以做好健康检查就显得尤为关键。

无论肾癌体积大小，约80%的患者早期无任何症状，只是在普查和因其他原因作体格检查或B超检查时才被发现其肾脏有占位病变或可触摸到腹部包块。有些患者肾脏原发癌灶很小，无泌尿系统或肾内症状，却首先表现出远处转移癌的症状，如发现患者腋下、腹部的肿块后，为找原发病灶才发现肾癌，因此专家建议，若出现无痛性肿块，应警惕肾癌的发生发展，及时就医确诊，同时，在日常生活中，应注意预防肾癌。那么哪些人最易得肾癌呢?

最易患肾癌的人群是处于45岁以上年龄段的中老年人。

第一是病史因素。80%的肝癌患者有乙肝病史，长期患胃病的人属于胃癌的高危人群，同理，长期患肾病的人属于肾癌的高危人群。

第二是职业因素。如果工作中经常接触放射性物质、有毒物质，或者工作环境污染严重，更容易患癌。

第三是家族遗传因素。

具备这三大诱因中的一项，就属于患癌的高危人群。

此外，有长期不良生活习惯的人，如吸烟等，也属于患癌的高危人群。

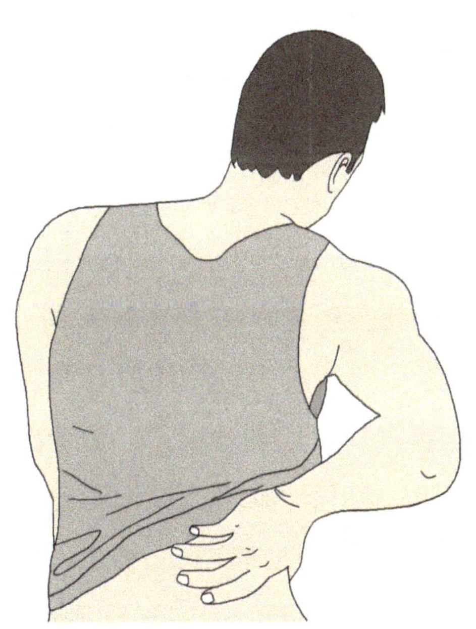

5 做哪些检查可确诊肾癌

肾脏是实质性的脏器，有一定体积，肾周围及肾窦内脂肪和肾盂、肾盏内尿液构成的良好回声反射界面，有利于超声探测，使正常和异常的肾组织能显示清晰的图像。由于超声波检查方法简便、无创伤性、可反复进行，因而在肾脏肿瘤的诊断以及普查中被广泛应用。

B 型超声扫描在肾癌诊断中占有极重要地位，现已于体检时常规应用，并作为临床上肾癌首选检查方法。

肾癌的超声影像学的主要表现有：肾外形局部增大或呈分叶状；肾实质内可见均质（强或低回声）或非均质（混合回声）的团块状回声，后者常表示肿瘤内部有出血、坏死、钙化，肿块边缘常不光滑；肾窦及肾盂肾盏因回声受压及破坏而变形、移位，或显示不清，如肿瘤侵入肾盂肾盏，肾盂内可见不规则低回声肿块；肾门或主动脉旁淋巴结转移，超声可见低回声肿大的淋巴结；下腔静脉或肾静脉瘤栓时，血管内可探测到实性回声结构。

由于肿瘤组织结构不同，超声图像比较复杂，因而表现为多种声像图，大体可分为 4 种类型：

①低回声型，肿瘤内部回声与皮质回声相等，边界不清晰。

②高回声型，肿瘤内部为较强的光点。

③强回声型，肿瘤内部回声呈密集光点，边界清晰，无声影，这类回声仅见于血管平滑肌脂肪瘤（又称错构瘤）。

④不均匀回声型，肿瘤内部回声为不均匀分布的光点，因肿瘤内部不均质或有坏死、出血、钙化或囊性病变所致。

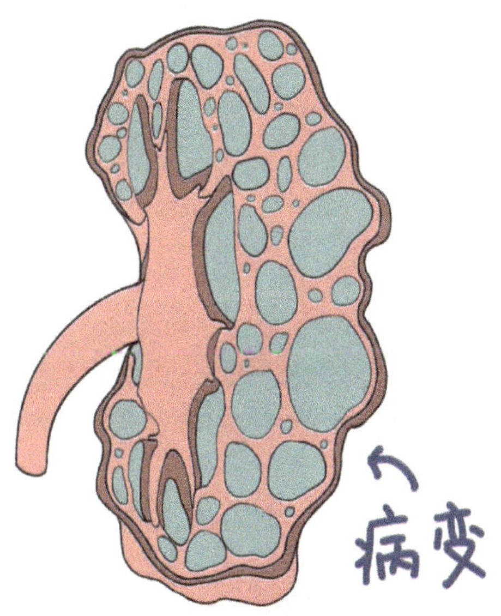

肾癌具有多种超声图像，根据肿瘤大小，其图像有很大的差异。瘤体较大的、无坏死的肿瘤回声较正常肾组织有明显的增高，且内部有强烈的高回声波，而直径 <1.5cm 的肿瘤回声较低。

根据超声对液体无回声的特点，可鉴别肾囊性肿块和实质性肿

块。典型肾囊肿的图像内，可见球形、薄壁占位性病变和边缘整齐的无回声区，超声显像对肾实质肿块和囊性病变鉴别的准确性可达95%以上，有经验的医生对直径0.5cm以上的实质性肿块可作出准确诊断。超声扫描还能显示癌肿的范围、有无侵入邻近器官、肝脏或脾脏有无转移、肾蒂及腹膜后淋巴结是否肿大，以及有无腔静脉瘤栓，有助于肾癌的临床分期。

另外，针对肾癌的实验室检查，如尿常规，可见到镜下血尿，红细胞沉降率（血沉）增快，CEA癌胚抗原增高，部分患者表现出单纯性红细胞增多，血红蛋白>155g/L，血细胞比容>50%，此系肿瘤产生的红细胞生成素及动－静脉短路所致，发生率为3%～4%。

6 肾癌包括哪几种类型

随着大量基础研究和临床研究的开展，人们对肾细胞癌（renal cell carcinoma，RCC）的了解逐渐深入，WHO 依据 RCC 组织形态学、免疫表型、遗传学特征等方面的最新研究进展，同时结合流行病学特点、临床和影像学情况、体细胞遗传学和预后等相关信息，对肾癌组织病理学进行了新的分类。

（1）透明细胞癌

肾透明细胞癌（clear cell renal cell carcinoma）的高发年龄是 50～70 岁，患者男女比例约为 2：1，其中，无症状肾癌占 33%～50%，临床表现可有血尿、腰痛等，10%～40% 的患者出现副瘤综合征，其 CT 增强扫描以“快进快退”为特点。

透明细胞癌占 RCC 的 60%～85%。大部分散发性肾透明细胞癌是单侧单病灶，2%～5% 的患者同时或相继发生于双侧肾脏或单侧多病灶，而遗传性肾透明细胞癌多为双侧多病灶。肾透明细胞癌大体标本切面多呈实性，因癌细胞含有脂质而呈黄色，肿瘤中常见坏死、出血等，10%～25% 的透明细胞癌组织中有囊性变，10%～20% 癌

组织中有点状或斑片状钙化，从而使切面呈五彩状着色。镜下，癌细胞胞浆透明空亮，形成密集的腺泡及管状、囊状结构，肿瘤内有纤细的血管网。伴有囊性变的患者预后好于实性透明细胞癌患者，2% ~5% 的患者透明细胞癌组织中含有肉瘤样结构，提示预后不良。

（2）乳头状肾细胞癌

在美国，乳头状肾细胞癌（papillary renal cell carcinoma）被称为嗜色肾细胞癌（chromophilic RCC），其发病年龄、男女发病率比例以及症状和体征与肾透明细胞癌相似，常见于长期血液透析和获得性肾囊性疾病的患者。一般认为，乳头状肾细胞癌影像学上无特殊性，但我们在临床工作中发现，在 CT 增强扫描时表现为缺血供的肿瘤，肿瘤强化不如典型透明细胞癌强化明显。

乳头状肾细胞癌约占 RCC 的 7% ~14%，病变累及双侧肾脏和多灶性者相对多见，有些文献报道显示，近 40% 的患者为多中心性病灶，肿瘤多呈灰粉色，出血、坏死、囊性变多见，质地软，颗粒状，部分区域呈沙粒样外观，镜下以乳头状或小管乳头状结构为特点，乳头核心可见泡沫状巨噬细胞和胆固醇结晶，可分为 Ⅰ 型：肿瘤细胞较小，胞浆稀少，细胞呈单层排列；Ⅱ 型：肿瘤细胞胞浆丰富，呈嗜酸性，瘤细胞核分级高，细胞核呈假复层排列。乳头状肾细胞癌 Ⅰ 型多灶性病变较 Ⅱ 型常见，早期的研究结果显示，乳头状肾细胞癌预后好于肾透明细胞癌，其中 Ⅰ 型患者好于 Ⅱ 型，但也有报道显示，高分级以及晚期乳头状肾细胞癌预后不良。

（3）嫌色细胞癌

嫌色细胞癌（chromophobe renal cell carcinoma）平均发病年龄 60 岁，男女发病率大致相等，无特殊的症状和体征。CT 显示瘤体常较大，增强扫描肿瘤强化不明显，内部密度均匀，多无坏死和钙化。

嫌色细胞癌约占 RCC 的 4% ~10%，肿瘤多为单发性实体肿瘤，无包膜但边界清楚，切面呈质地均一的褐色，可见有坏死，但出血灶少见。镜下，癌细胞大而浅染，细胞膜非常清楚，胞浆呈颗粒状，核周有空晕。

（4）多房性囊性肾细胞癌

多房性囊性肾细胞癌（multilocular cystic renal cell carcinoma）的男女发病率为 3∶1，B 超、CT、MRI 检查都可显示为多房囊性肿物，可见不均匀的间隔增厚，约 20% 可见囊壁或分隔钙化，若增强扫描，则动脉期囊壁及肿瘤内分隔可见有强化。

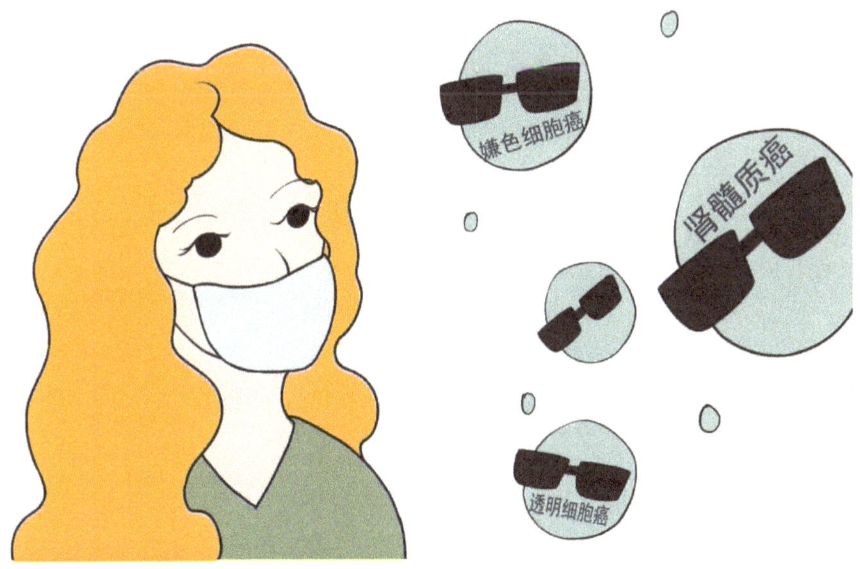

多房性囊性肾细胞癌罕见，肿瘤组织边界清楚，囊腔大小不等，其内充以浆液性或血性液体。肿瘤最大直径可达 10cm 以上，甚至完全由囊腔构成。镜下，肿瘤呈多房囊性，囊壁衬覆透明癌细胞，在囊肿的间隔内也见有聚集的透明癌细胞，多房性囊性肾细胞癌发展缓慢，预后良好。

（5）肾髓质癌

肾髓质癌（renal medullary carcinoma）常见于患有镰状细胞性血液病的年轻人，发病年龄 10～40 岁，平均 22 岁，男女发病率为 2∶1，临床表现和影像学表现与 Bellini 集合管癌相似。

肾髓质癌起源尚不清楚，常发生于肾中央部分，切面实性，灰白色，边界不清，可见坏死，镜下呈低分化的、片状分布的肿瘤，瘤细胞排列呈腺样囊性结构，瘤体内可见较多的中性粒细胞浸润，同时可见镰状红细胞。

7 肾癌的外在表现有哪些

肾癌有许多肾外表现，主诉和临床表现多变，容易误诊为其他疾病。40% 的肾癌患者只表现一般症状，如乏力、精神不振、食欲不佳、消化不良、恶心、便秘等，这些症状往往比泌尿系统症状出现更早，如发热比血尿的出现可早 2 ~6 个月。肾癌的五大临床症状如下：

（1）血尿

血尿常为无痛性间歇发作，肉眼可见全程血尿，间歇期随病变发展而缩短。肾癌出血多时可能伴肾绞痛，常因血块通过输尿管引起，其血块可能因通过输尿管而形成条状，但血尿的程度与肾癌体积大小无关，有时，肾癌可表现为持久的镜下血尿。

（2）腰痛

腰痛为肾癌另一常见症状，多数为钝痛，局限在腰部，疼痛常因肿块增长充胀肾包膜引起，血块通过输尿管亦可引起腰痛，肿瘤侵犯周围脏器和腰肌时，疼痛较重，且为持续性。

（3）肿块

肿块亦为常见症状，有 25% ~30% 肾癌患者就诊时

可发现肿大的肾脏。肾脏位置较隐蔽，在肾癌达到相当大体积以前，肿块很难发现，一般腹部摸到肿块时，已是晚期症状。

（4）疼痛

疼痛约见于50%的病例，亦是晚期症状，由于肾包膜或肾盂为逐渐长大的肿瘤所牵扯，或由于肿瘤侵犯压迫腹后壁结缔组织、肌肉、腰椎或腰神经所致的患侧腰部持久性疼痛。

（5）肾癌的肾外表现

不明原因的发热，或刚发觉时已转移，有乏力、体重减轻、食欲缺乏、贫血、咳嗽和咯血等肺部症状，另外，肾腺癌的作用是由肿瘤内分泌活动而引起的，包括红细胞增多症、高血压、低血压、高钙血症、发热综合征等，这些全身性、中毒性和内分泌的作用是非特异性的，30%的患者可出现多种混合的症状，皆为很有价值的肿瘤线索。

凡年龄在40岁以上，又有上述症状出现时，应尽早到医院就诊检查。

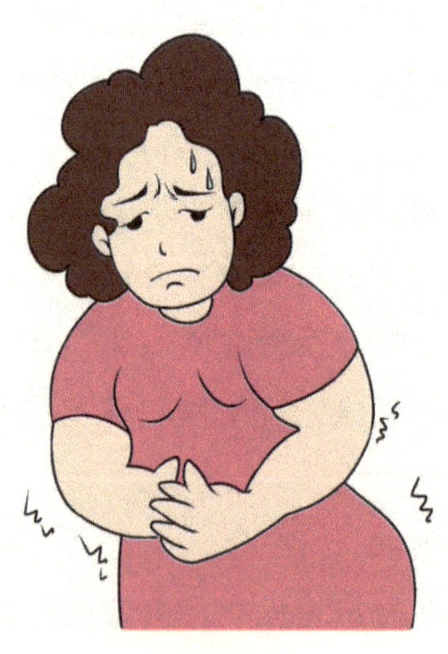

8 怎样治疗肾癌以减轻症状

肾癌是目前比较难以治疗的癌症之一，如果是早期肾癌，经过手术，五年生存率可以达到80%。相对于其他癌症来说，肾癌的早期发现率更低，因为它的早期症状不明显，而且肾癌的诊断方法也比较困难，一旦患者有血尿、肿块及疼痛等问题，基本上已经不是早期肾癌，也错过了最佳治疗时间，而肾癌本身对放化疗的敏感性又低，中晚期的治疗效果都不佳。

（1）手术

手术是目前公认的，唯一可以治愈肾癌的手段。对于早期或者中期肾癌来说，如果肿瘤局限在一个地方，是可以以外科手术为主要治疗方式的。

（2）介入

这是一种姑息性的治疗方法，主要通过肾动脉栓塞缓解血尿的情况，但也可以在一定程度上断绝血流和养分的供应，促使癌细胞凋亡。

（3）免疫治疗

因为放化疗的敏感性不高，所以相对来说，免疫治疗是比较好的方法，但这也只对15%～20%的患者有效。

（4）靶向治疗

对肾癌三期和四期的患者来说，手术治疗意义不大，放化疗效果甚微，免疫治疗效率也不高，而且会有严重的副作用和复发率，因此对这个时期的肾癌患者来说，靶向药物治疗是比较好的选择，可以帮助延长患者的生存期。目前主要应用药物有索拉菲尼、贝伐珠单抗、阿西替尼、厄洛替尼、舒尼替尼、替西罗莫司、依维莫司等。

在治疗的同时，也应辅以饮食调理，充分摄入多种营养物质。

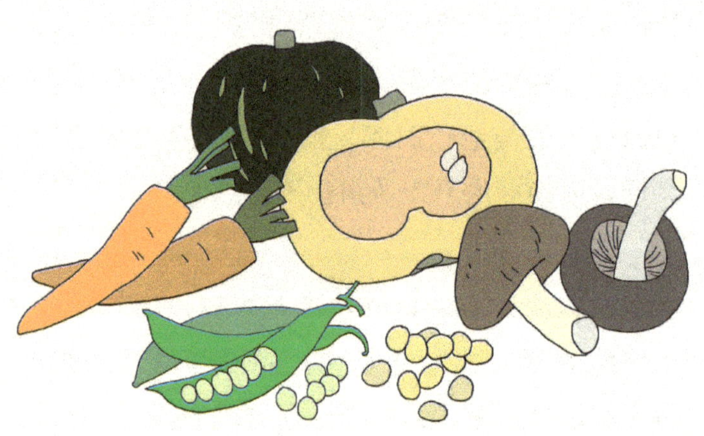

9 如何进行肾癌的分期治疗

（1）早期肾癌一般建议保肾

对于早期肾癌，临床上越来越趋于保肾手术治疗，但很多人对保肾手术的控瘤效果心存疑虑，担心肿瘤切不干净和复发。有研究报告显示，就控制早期肾癌的效果而言，保肾手术与根治术相当，且保肾手术远期并发症（主要是慢性肾功能不全）少，因此建议有条件的医院应推广对早期肾癌进行保肾手术。

该研究观察了从1988年到2004年间保肾手术治疗的1622例早期肾癌患者和根治性肾切除治疗的5658例早期肾癌患者，随访5年后发现，保肾术后因肾癌而死亡的比例为1.8%，而根治术后因肾癌而死亡的比例为2.5%，两者差异不大，但是，根治术后非癌死亡率却是保肾手术的3倍，其中主要原因是根治术后慢性肾功能不全发生的比例高。

（2）位于肾门的肿瘤不能保肾

不是每一位早期肾癌患者都适合做保肾手术。一般来说，4cm以下的肾癌原则上可以做保肾手术，特别是侧肾功能不好或只有一个肾脏的患者，应力求做保肾手术。

但是位于肾门部位的肿瘤，由于与肾脏大血管和集合系统的关系密切，保肾手术难度非常大，容易发生出血和漏尿等严重并发症，需特别慎重。

（3）晚期肾癌靶向治疗可延长生存期

已有转移的肾癌、手术治疗后复发或转移的肾癌都属于晚期肾癌，需要采用手术治疗、免疫药物治疗、化疗和靶向治疗等综合治疗。晚期肾癌因转移病灶的部位和数量不同、患者的状态和对各种治疗的反应不同，治疗选择个体化（即精确医疗）显得非常重要，与早期肾癌的单纯外科治疗相比要复杂得多。

就晚期肾癌而言，无论是原发病灶还是转移病灶，只要能够通过手术或其他方式将病灶去除的，应正确将病灶去除，之后再进行以内科为主的综合治疗，包括分子靶向药物治疗，而靶向治疗药物的不同作用靶点与骨代谢、骨转移肿瘤密切相关，可抑制和延缓肾癌细胞骨转移灶的发生和进展，部分可透过血脑屏障，显著延长肾癌脑转移患者的生存时间。

10 肾癌患者平日吃什么

首先，肾癌患者切忌偏食，很多患者会因为治疗过程中的生理反应而特别依赖某一种食物，比如特别喜欢吃冰淇淋、可乐等，家属可以适当允许患者食用，但切忌过量，应该让患者的蔬菜和肉食、零食摄入尽量处于一种平衡的状态。其次，其饮食要保证质量，发霉、发潮、熏制的食物要尽量避免，当然，吸烟、酗酒就更应该明令禁止了。最后，患者应多摄入具有分解致癌物效用的食物，如胡萝卜、豌豆、菜瓜、南瓜、豆芽菜、龙须菜等，以及具有增强机体抗癌作用的食物，如蘑菇、香菇、荸荠、薏苡仁、大麦、黄豆等。

（1）患者术前的饮食

患者经确诊后，肾癌多进入晚期阶段，术前宜食容易消化、吸收、富有营养的食品，如瘦肉、鸡蛋，以维持人体营养，增强机体的抗病能力，为手术治疗创造条件。

（2）患者术后的饮食

因患者手术后肾气大伤，要补气养血，所以要食用富含蛋白质的食物，如牛奶、豆浆、菠菜、鱼羹等，注

意不宜食用过多或过饱。另外，多食用含分解亚硝酸胺的酶的食物，如胡萝卜、豌豆等，以及具有增强机体抗癌作用的食物，如蘑菇、香菇等。

(3) 患者化疗时的饮食

因药物的副作用，造成患者阴液耗伤，更应进食滋阴补气食物，如鱼羹、龟、甲鱼、香菇汤、银耳汤、燕窝、银杏、鸡汤等，如患者伴有呕吐现象，可适当服用生姜汤缓解。

(4) 患者放疗时的饮食

患者放疗期间，肾阴亏损，应多食滋肾阴、养血生津的食物，如菠菜、苹果、山梨、龙眼肉、核桃仁、枸杞子、银耳汤等。

11 肾癌术后应注意随诊

肾癌患者术后随诊的主要目的是检查肿瘤是否有复发、转移和新生肿瘤的情况，目前尚不能确定合理的随访内容和随访时限，主管医师可结合当地的医疗条件、患者的病情等参考以下内容进行。

第一次随访可在术后 4～6 周进行，主要评估肾脏功能、失血后的恢复状况以及有无手术并发症。对接受保留肾单位手术的患者，术后 4～6 周行肾 CT 扫描以了解肾脏形态变化，为今后的复查做对比之用。

（1）常规随诊的内容有哪些

①病史询问。

②体格检查。

③血常规和血生化检查：肝、肾功能异常以及术前检查血生化指标异常，如术前血碱性磷酸酶异常等，通常需要进一步复查，因为复发或持续的碱性磷酸酶异常通常提示有远处转移或肿瘤残留。如果有碱性磷酸酶异常升高或（和）骨转移症状，如骨痛，需要进行放射性核素骨扫描检查，碱性磷酸酶升高也可能是肾癌肝转移或副瘤综合征的表现。

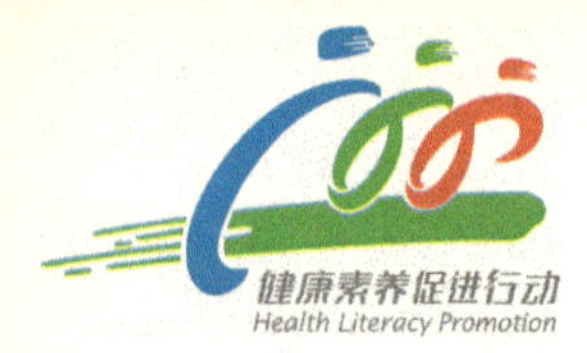

④胸部 X 线片（正、侧位），胸部 X 线片检查发现异常的患者，建议行胸部 CT 扫描检查。

⑤腹部超声波检查，腹部超声波检查发现异常的患者、接受保留肾单位手术的患者以及 T3 ~ T4 期肾癌手术后的患者需行腹部 CT 扫描检查，可每 6 个月 1 次，连续 2 年，以后视患者的具体情况而定。

（2）各期肾癌随访时限

①T1 ~ T2：每 3 ~ 6 个月随访一次，连续 3 年，以后每年随访一次。

②T3 ~ T4：每 3 个月随访一次，连续 2 年，第 3 年每 6 个月随访一次，以后每年随访一次。

③VHL 综合征经手术治疗后，应每 6 个月进行腹部和头部 CT 扫描 1 次，每年进行一次中枢神经系统的 MRI 检查、尿儿茶酚胺测定、眼科和听力检查等。

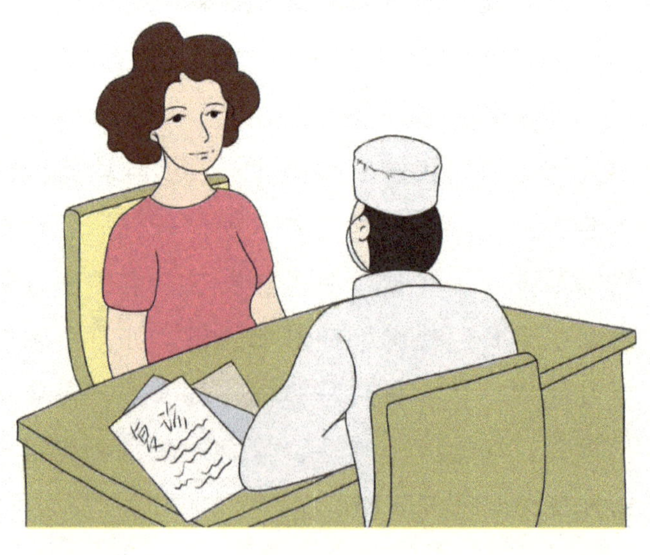

第六章

食道癌

1 什么是食道癌

食道癌又称食管癌，指由食管鳞状上皮或腺上皮的异常增生所形成的恶性病变，其发展一般经过上皮不典型增生、原位癌、浸润癌等阶段，是常见的消化道肿瘤，全世界每年约有 30 万人死于食管癌，其发病率和死亡率各国差异很大，我国是世界上食管癌高发地区之一，平均每年病死约 15 万人，男多于女，发病年龄多在 40 岁以上。食管癌典型的症状为进行性咽下困难，先是难咽干的食物，继而是半流质食物，最后水和唾液也不能咽下。

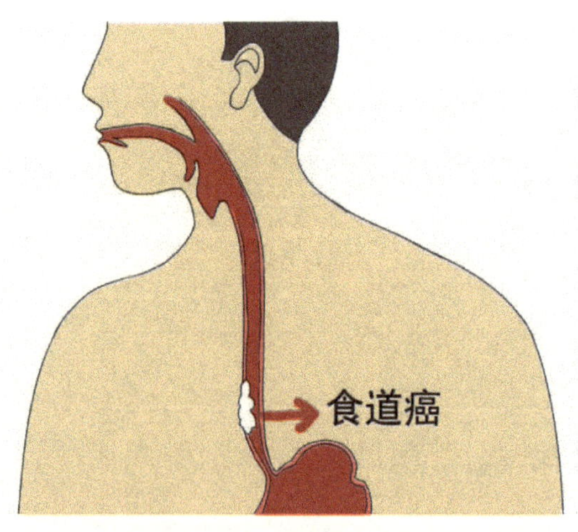

2 哪些因素将导致食道癌

食道癌（esophageal carcinoma）是人类常见的恶性肿瘤，占食管肿瘤的90%以上，在全部恶性肿瘤死亡回顾调查中仅次于胃癌而居第2位，那么它的发病原因有哪些呢?

（1）不注意饮食习惯

长时间食用粗糙、质硬的食物，或是进食过热、过快，长期饮用浓茶、多吃辣椒等刺激性食物，大量的吸烟、酗酒等因素，都能够诱发该疾病。

（2）食管其他病变的诱发

临床试验发现，某些食管病变，如食管贲门失弛缓症、食管炎、食管良性狭窄等食管疾病，造成该疾病的发病率较高，可能与食管黏膜遭受长期刺激有关。

食道炎如果不及时治疗，就很容易发展成为食道癌，一旦发展成为食道癌，相对来说就比较难治一些。除以上病变会导致食道癌外，还有很多原因也会导致食道癌的发生。

①亚硝胺物质。根据相关的实验研究，认为亚硝胺类化合物和食物霉变有食管癌的致癌作用。另外，食物灼热或粗硬，吸烟、饮酒等刺激，以及食道慢性炎症、

免疫、遗传等因素，也与食道癌发生相关。

②病菌入侵。食道分为颈、胸、腹三部，中段食道癌较为多见，下段次之，上段较少，多系鳞癌，贲门部腺癌也可向上延伸累及食道下段。按病理形态，临床上食道癌分为髓质型、缩窄型、蕈伞型、溃疡型四种类型，其中髓质型最常见，恶性程度高。癌在黏膜下可向食道全周及上、下扩散，同时也可向肌层浸润，并侵入邻近组织。癌转移主要经淋巴途径，晚期可经血液转移至肝、骨骼、肺等。这些都是会在一定程度上引起食管癌的因素。

③真菌食物。通过对高发地区观察，从人们常常食用的酸菜、玉米面中分出多种真菌，粮食真菌污染率明显高于低发区。粮食中分离的冬青葡柄霉、互隔交链孢霉有致实变作用，所产生的毒素可致染色体畸变。真菌与亚硝胺有协同致癌作用，也是常见的诱发病因。

④营养缺乏。有关营养学家介绍，倘若体内大量缺乏营养、维生素及微量元素，极容易引起该疾病的发生，特别是在高发地区，食管炎、细胞不典型增生、重度增生较普遍，与高发区摄取蛋白质、水果、蔬菜少有关。

（3）亚硝胺类化合物的长期食用

已经有动物实验证明，亚硝胺类化合物是一种致癌物质，尤其是在我国食管癌高发区，人们喜欢吃霉变、腌制的食物，如酸菜、豆酱、玉米面等，长期食用，很容易引起食管癌的发生。

（4）微量元素的缺乏

通过调查食管癌高发区，发现该地区水中的钼、铜、铁、锌等微量元素含量偏低，可能与疾病的发生息息相关，因此，平时应该多吃新鲜的瓜果蔬菜，以保证这些元素的摄入。

（5）遗传因素

食管癌具有显著的家族聚集现象，高发区连续三代或三代以上患病家族屡见不鲜，但食管癌绝对不存在遗传，而是与家庭饮食习惯有密不可分的关系。

从以上几点可以看到，食管癌的发病原因大多和食物有关，俗话说："病从口入"，因此应该健康的吃，合理的吃，不要因为吃使食道不舒服，如果真的有所不适，应该去医院进行检查治疗，不要因小失大。

3 家庭生活中如何预防食道癌

食道癌是发生在食管上皮组织的恶性肿瘤，其发病与饮食关系非常密切，很大一部分患者都是因为过度饮用劣质烈性白酒，或者长时间饮食习惯不良而最终导致肿瘤发生的。世界卫生组织预测，未来15年中，恶性肿瘤死亡率会增高。食道癌是一种生活方式癌，从生活方式入手，预防食道癌至关重要。

食道癌高发区人群中血清钼、发钼、尿钼等微量元素都低于正常，除微量元素缺乏外，食道癌的发生与当地水土关系很大，除该因素自己难以控制之外，其他致癌因素都可以通过改变生活方式来预防。

预防食道癌首先要管好自己的嘴，少吃或尽量不吃腌制类食品和熏烤食品，这类食品中含有亚硝胺类化合物，具有很强的致癌性。食道癌高发地区——林州市居民特别喜欢吃当地腌制的酸菜，研究表明，当地居民的胃液、尿液中存在大量诱发食道癌的物质，当地患者食用酸菜量与食道癌的发病率成正比。少喝劣质、烈性白酒，中国人习惯无酒不成席，这一方面尤其要注意，应尊重个人习惯，适量饮酒，因为很大一部分食道癌患者与其过量饮酒关系密切。改变饮食方式，提倡健康的生活习惯，避免食管黏膜的损伤。

长期喜进烫食、粗食，饮浓茶，多食辣椒等刺激性食物会引起食管黏膜损伤、引起食管黏膜增生间变，损伤食管黏膜，这也可能是致癌因素之一。喝茶、喝粥不要过烫，饮食过热会出现黏膜烫伤，出现反复烫伤就很容易癌变，各种长期不愈的食管炎可能是食道癌的癌前病变。

最了解自己身体的是患者自身，食道癌发病部位是消化食道，比较特殊，早期间歇性出现吞咽困难、胸骨后和剑突下疼痛等症状时，一定要提高警惕，尽早就医。胃食管反流这一容易诱发食道癌的前期病变很容易被患者忽略。

胃食道反流是因为食道与胃接连区高压带的抗反流功能失调，正常情况下，胃内的食物和胃液是不会逆行进入食管的，但是一旦食道括约肌抗反流功能丧失，胃液、胃酸等刺激物产生时，就不能阻止胃、十二指肠内容物反流到食管，以致胃酸、胃蛋白酶、胆盐和胰酶等物质损伤了食道黏膜，引起炎症、糜烂、溃疡或狭窄。反流性食道炎有可能会引发食道不典型增生，这离食道癌变就不远了。

因此，预防食道癌，应该做到：

（1）不要吃过热、过烫的食物和过于粗糙的食物

过热过烫、过于粗糙的食物在通过食管，接触黏膜上皮时，会烫伤食管黏膜上皮，使黏膜上皮发生破损、溃烂、出血等病变。

（2）不要进食过快

不要狼吞虎咽，吃饭速度不要过快，避免误吞鱼刺、禽畜肉骨头等。这些硬性的骨刺，会刺破食管壁，创口一时难愈，日久易导致食管病变。

（3）不要过量饮烈性酒

不吸烟，少饮酒，因为酒中含有酒精或其他有害化学物质，可能使吸烟引起的口腔、咽、喉、食管部位的癌症发病因素成倍地增长。因此，提倡不吸烟，少饮酒。

（4）不要吃发霉变质的食物

因为发霉变质的食物可产生毒素，不仅毒素本身对人体有害，最主要的是它会将亚硝胺类物质进行还原，生成高致癌物质，极易诱发癌症。要尽可能不吃久存变质的食品、腌制的肉食品和腌菜等，隔夜饭也尽量少吃。

（5）适当补充维生素及微量元素

食物中长期缺乏维生素 A、维生素 B_2、维生素 C 和微量元素锌等，可能会引起食管癌，因此，当遇有感冒发烧、腹泻、呕吐以及其他消耗性疾病时，应注意补充上述维生素和微量元素，最有效的方法是选择多种新鲜水果、蔬菜以及牛奶、鲜鱼、鲜肉、家禽和蛋类。成年人特别是中老年人可适当补充多种维生素，使营养成分合理，增强人体的免疫力。

俗话说：“冰冻三尺，非一日之寒”，食管癌的发生发展不是朝夕之事，平时在饮食上应多加注意，才能保持身体健康，远离食道癌。

4 哪些人易患食道癌

食道癌与食管损伤、食管疾病、食入致癌物质、营养不良等有关系，人过40岁后，发病率随年龄增长而显著上升，60～65岁是高峰期。研究证实，食道癌患者常缺乏铁、钼、锌、锰、硒等微量元素和维生素A、维生素B2、维生素C，高危人群可在医生指导下，补充相关的微量元素、维生素和药物来预防。在生活中，应对下列食道癌高发人群做好预防措施：

①有消化系统症状。

②有食道癌、胃癌家族史。

③以前初筛普查时发现食管黏膜上皮重度增长或食管炎患者。

④原因不明的食管或胃内隐血试验阳性者。

⑤抽烟、饮酒，长期大量食用发酵霉变酸菜、霉变食物，缺乏维生素C、维生素B、胡萝卜素等的人群。

⑥慢性食管炎伴有不典型增生（特别是重度不典型增生）者为高危人群。

对以上人群可开展定期的食道癌筛查，检查项目很重要，一般要求创伤和痛苦小，易被接受，一次筛查能将大样本中的高危人群浓缩在10%～20%范围内。检出60%以下的癌应属早期。

生活在食道癌的高发地区，年龄在40岁以上的男性，如果平时有食用酸菜、饮酒等习惯，近期出现吞咽困难、胸骨后疼痛或不适，要及时到医院做相关检查，例如食管镜、食道钡餐、X线透视或者拍片等。一般来说，食管镜检查能够看到早期很小病变，取活检可以精确地做出病理诊断。

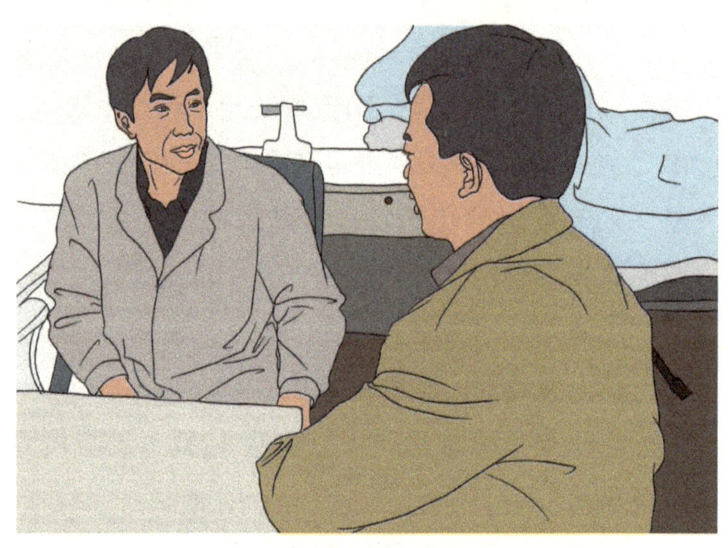

5 做哪些检查可确诊食道癌

食道癌是一种发生于人体食管上皮细胞的恶性肿瘤，早期食道癌症状不是很明显，所以有些人就忽视了它，最后导致病情的逐日恶化，治愈率成下滑曲线，所以采用有效地检查手段对食道癌进行及时的诊断，治疗才会及时有效。

（1）X 线钡餐检查

这是诊断食道及贲门部肿瘤的重要手段之一，可为研究早期食道癌提供可靠资料，结合细胞学和食管内镜检查，可以提高食道癌诊断的准确性。食道癌 X 线钡餐检查不但要确定病灶部位、长度及梗阻程度，还需判断食道病灶有无外侵及外侵范围。

（2）食管脱落细胞学检查

这是食道癌诊断常用的方法之一，脱落细胞学检查方法比较简便，患者痛苦小，误诊率低。高血压、食管静脉曲张、严重心脏病以及肺部疾病为该检查方法的禁忌证。

（3）食管纤维光学内窥镜检查

纤维食管镜已经广泛用于食管癌的诊断。食道镜检

查可以直接观察肿瘤大小、形态和部位，为临床医生提供治疗的依据，同时也可在病变部位作活检或镜刷检查，在一定程度上提高了食道癌检查的安全性和精确度，以便更好的治疗食道癌。食管镜检查与脱落细胞学检查相结合，是食道癌理想的诊断方法。

（4）食道癌的 CT 扫描检查

CT 扫描可以清晰显示食管与邻近纵隔器官的关系，但难以发现早期食管癌，因为 CT 不能鉴别正常体积的淋巴结有无转移，无法肯定肿大淋巴结是由于炎症引起的还是由于转移引起的，更无法发现直径小于 1cm 的转移淋巴结。将 CT 与 X 线检查相结合，有助于食道癌的诊断和分期水平的提高。

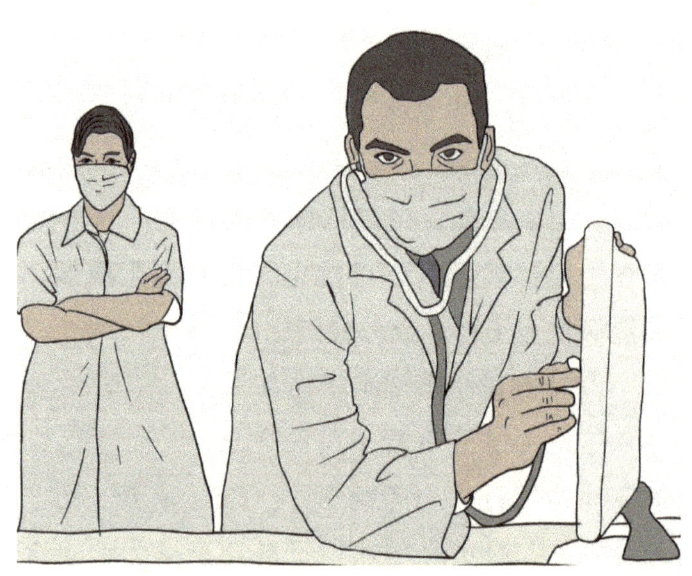

6 如何区分食管良性肿瘤与食道癌

食管良性肿瘤与食道癌有本质的不同，但它们又有某些共性与互相联系，所以诊断上必须慎重，认真加以区别。

（1）食管炎及食管上皮细胞重度增生

在临床上认为食管上皮细胞重度增生是食道癌的癌前期病变，这类患者常有类似早期食道癌的症状，X 线检查常无异常发现，可以通过食管拉网细胞学检查、内镜染色及内镜超声检查进行鉴别，但常需要定期复查。

（2）缺铁性假膜性食管炎

多为女性，除咽下困难外，还可有小细胞低色素性贫血、舌炎、胃酸缺乏和反甲等表现。

（3）食管贲门失弛缓症

是由食管神经肌肉功能障碍所致的疾病，X 线上表现为食管体部无收缩和蠕动、食管黏膜光滑、贲门部呈“鸟嘴”样狭窄，其发作常为间歇性，病程较长，症状进展缓慢。

（4）食管周围器官病变

食管外压性改变、食管邻近的血管先天性异常、心脏增大等，患者虽有吞咽困难，但是 X 线钡餐检查可显示食管有光滑的压迹，食管黏膜纹正常完好，仔细检查不难与食管癌相鉴别。

（5）食管良性狭窄

食管良性狭窄多为化学性灼伤的后遗症，可由误吞腐蚀剂、食管胃手术引起，也可能是食管炎、慢性溃疡等引起的瘢痕狭窄所致，病程较长，咽下困难发展至一定程度即不再加重，经详细询问病史和 X 线钡餐检查可以鉴别。

（6）中晚期食管癌

食管镜下表现的形态、外侵大小可有很大不同，肿瘤似蕈状、肉芽状、菜花状、桑葚状或息肉状，颜色为淡红、暗红或灰白色不等，瘤体表面常有深浅不等的溃疡，被覆坏死组织，质脆，容易破裂出血，主要向腔内生长的癌肉瘤，可以见到癌蒂与管壁相联结。

7 食道癌的外在表现有哪些

（1）初期症状

①吞咽食物时有哽噎、停滞感：一般是因大口吞下干饭、馒头等食物引起，这一症状能自行消失，也可通过吞咽水后缓解消失，但隔数日或数周后可再次出现，以后次数逐渐增多，哽噎程度也一次次加重。

②进食时前胸部有疼痛感：这种感觉常在吞咽时发生，其性质可呈烧灼样、针刺样或摩擦样疼痛，当咽下粗糙、过热、刺激性强（如辣椒、烈性酒）的食物时，疼痛加重，吞食过后疼痛即消失。这种疼痛，在起初阶段比较轻微，出现的次数也较少，但以后可逐步加重，反复出现。约50%的早期食管癌患者有这种症状。

③食管内有异物感：一般在吞咽时有这种感觉，但有的患者不做吞咽动作也感觉食管内有异物，好像有食物残渣黏附在食管壁上，虽不疼痛，但感觉不舒适。

④咽喉部干燥和紧缩感：有30%的患者常主诉咽喉部干燥发紧，或形容为颈部发紧，咽下干燥粗糙食物时尤为明显，此症状的发生也常与患者的情绪波动有关。

⑤其他症状：少数患者可有胸骨后闷胀不适、嗳气等症状。

（2）中期症状

①吞咽食物滞留感和异物感：咽下食物或饮水时，有食物下行缓慢并滞留的感觉，以及胸骨后紧缩感或食物黏附于食道壁等感觉，一般进食时出现，食后消失。症状发生的部位多与食道内病变部位一致，常在患者情绪波动时发生，故易被误认为功能性症状。

②咽喉部干燥和紧缩感：咽下干燥粗糙食物时尤为明显，此症状的发生也常与患者的情绪波动有关。

③胸骨后和剑突下疼痛：咽下食物时有胸骨后或剑突下疼痛，其性质可呈烧灼样、针刺样或牵拉样，特别是咽下粗糙、灼热或有刺激性食物时更为明显。初时呈间歇性，当癌肿侵及附近组织或有穿透时，就可有剧烈而持续的疼痛。疼痛部位常不完全与食管内病变部位一致。疼痛多可被解痉剂暂时缓解。

④其他症状：少数患者可有胸骨后闷胀不适和嗳气等症状。

（3）晚期症状

①吞咽困难：随着病情渐渐加重，开始是固体食物不能顺利咽下，随后半流质食物下咽困难，最后进流质饮食同样不能下咽。

②呕吐：食管梗阻明显时，所进食物不能通过，病变上方食管发生扩张，所进食物存于食管，不能通过，则发生呕吐。

③疼痛：胸部、背部疼痛是食道癌晚期的典型症状之一，疼痛性质往往为钝痛、隐痛、刺痛或灼烧痛感，并逐渐加重。

④呛咳：肿瘤浸透食管壁，侵入气管或支气管时，所进食物、水就易进入气管或支气管，发生严重呛咳，还会继发肺部感染。

⑤声音嘶哑：肿瘤直接侵犯或转移淋巴结压迫喉返神经时，出

现声带麻痹，进而发音嘶哑。

⑥出血：食管癌侵犯胸腔内大血管，如胸主动脉时，可出现突发大出血死亡。少量出血可能为肿瘤破溃，癌组织脱落时肿瘤血管出血，可表现为呕吐鲜血，也可同时有大便发黑。

⑦呼吸困难、昏迷：由于肿瘤可继发穿孔并引发肺部感染、胸腹腔积液等原因，容易出现呼吸困难。如肿瘤转移至脑或严重脱水、电解质紊乱、休克，均可出现神志不清甚至昏迷。

8 怎样治疗食道癌以减轻症状

食道癌早期的治疗方式以外科手术切除为主，手术的原则是要结合患者的自身状况对于癌变的分期以及位置、类型选择最合理的治疗方案，以求取得最佳的治疗效果。食道癌的常规治疗方式有：

（1）食道癌手术治疗

①减症手术：这一方法主要用于癌变组织周围的器官已经有严重的受侵，进而无法切除的患者，可以按照患者自身的具体情况，采用食管胃转流术或者是空肠造瘘以及腔内置管等一系列减症手术，在术后辅以放化疗等综合的治疗方案。

②根治性切除手术：在食道癌手术中，对于病情已经发展到中期，局部病变有外侵迹象的情况，只要癌变组织尚在局限且患者的条件允许，则应当尽量争取选择彻底切除肿瘤及其相应的淋巴结部位，以达到彻底根治的目的。

③姑息性切除手术：这一类手术主要是用于癌变组织已经侵犯毗邻的器官组织，并有区域性的淋巴结出现明显的转移现象，或者是伴有主要脏器的功能障碍，难

以施行根治性的切除手术时，根据食道癌手术的原则，应当争取原发灶的姑息切除，以便利于术后的综合治疗，延长患者的生命。

（2）食道癌化学药物治疗

该方法可以起到有效控制病情进一步发展的效果。它不仅是中晚期疾病治疗的一种重要手段，也可以在进行手术切除以及放射治疗时进行辅助性的治疗。在食道癌常见的治疗中，该方法也是一个比较常用的措施。

（3）食道癌放射治疗

目前，该方法也是很多患者比较常用的一种治疗手段，其主要照射方法有外放射、腔内放射以及术前、术后的放射治疗。虽然该疾病选择手术治疗后的创伤面积大，且引发并发的概率较高，但是该方法在食道癌常见的治疗方法中损伤较小，且疗效也比较明显，因此成为患者治疗该病的首选方法。

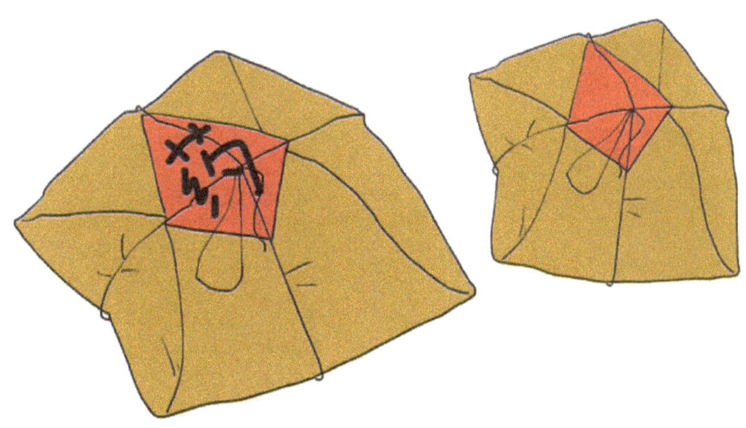

（4）食道癌中药治疗

中药治疗与其他治疗该病的方法相比较而言，其优点是副作用小、无创伤，且治疗效果也好。利用中国传统的中药治疗，可以使药效深入病灶，彻底杀死致病菌以及癌变组织，同时改善机体本质。还可以利用中西药结合治疗，以达到疗效快且标本兼治的效果。

很多患者在患有该病后，急于治疗，但是对手术恐惧，于是放弃了根治性的手术切除治疗，盲目的寻求偏方治疗，从而错失了最佳时机，耽误了病情，对身体造成更大的伤害。还有些食道癌常见的治疗误区就是患者在疾病晚期，出现各种不适症状后，对治疗失去信心，放弃了有效的综合治疗。在生活中，要注意患者的饮食健康，营养均衡，以促进机体的吸收，加快身体机能的恢复。

9 食道癌患者应该吃什么

食道癌的发生与亚硝胺慢性刺激、炎症与创伤，遗传因素以及饮水、粮食、蔬菜以及微量元素含量有关，饮食在控制病情方面有很大的辅助作用，应加于注意。

（1）食道癌早期

食道癌以进食障碍为突出特点，而且进行性加重，因此，在早期即应积极加强营养，注意吃新鲜的食物（如鲜肉类、鲜蔬菜及水果），补充蛋白质、维生素、糖、脂肪等，使患者维持和增强抗病力，为治疗（化疗、放疗、手术等）创造条件，并储备一定的营养物质，防止出现恶病质。

（2）食道癌放化疗治疗时

放化疗时，易引起口咽干燥、胸骨后灼痛等热灼阴伤的症状，故宜选用营养丰富、清软滋润、健脾和胃、补骨生髓之品，如苡仁、山楂、蜂王浆、梨叶、蔗汁、牛奶、蛋羹、藕粉、银耳、西瓜、绿茶、绿豆、鸡肉、牛肉等。

补充减缓放化疗带来痛苦的硒元素，硒有增强生物自身调节的作用，能调节人体自身的抗癌因素，改变癌细胞中异常的生化变化，且在放化疗时，大剂量补硒可明显降低化疗药物毒性，提高药物疗效。患者可服用富含硒麦芽粉、维生素E等营养元素的食物以预防癌症恶化并缓解放化疗期间的痛苦。

（3）食道癌哽噎症状严重时

食道癌哽噎症状严重时，应给予浓缩的富含优质蛋白、糖类、脂类、无机盐及维生素成分的流质饮食，以减少对癌组织的刺激，可在营养师配合下，配制各种混合奶等适合于本病患者摄食的饮食。当出现食道梗阻或食管气管瘘而不能进食时，则应采取静脉高营养或胃造瘘手术等方法来维持机体对营养的需求。

（4）食道癌手术初期

①刚开始，术后吻合口处于充血红肿期，患者三到四天不能吃也不能喝。

②禁食期间持续胃肠减压，注意经静脉补充营养，维持人体基础代谢的需要。

③手术后3～4天，待肛门排气、胃肠减压引流量减少后，可考虑拔除胃管。

④停止胃肠减压24小时后，如果没有出现呼吸困难、胸内剧痛、患侧呼吸音减弱及高热等吻合口瘘的症状时，可开始进食。先试饮少量水，术后5～6天可给全清流质，每2小时给100ml，每日6次。手术3周后，若患者无特殊不适，可进普食，但仍应注意少量多次，细嚼慢咽，吃的东西不能太多也不能太快。

⑤不要吃生、冷、硬（包括质硬的药片和带骨刺的鱼肉类、花生、豆类），以防发生吻合口瘘。

⑥因吻合口水肿导致进食时呕吐者应禁食，给予静脉补充营养，等到水肿消失后再继续进食。

⑦食道癌、贲门癌切除术后，有可能发生胃液反流，患者会出现反酸、呕吐等症状，平卧时加重，患者进食后2小时内不要平卧，睡觉时把床头抬高。

⑧食管胃吻合的患者可因为胃被拉入胸腔，肺受压而出现胸闷，进食后出现呼吸困难，建议患者少食多餐，1～2个月后症状一般可以缓解。

（5）食道癌手术后

手术后，饮食调理要以流质、半流质为主。避免摄入任何刺激性饮食，防止吻合口感染和损伤，经医生允许后再进普通食物。饮食应给予高营养，可在平日饮食习惯的基础上，加食苡仁粥、糯米粥、鲜蛋、鲜肉、奶及新鲜果菜等，如食欲缺乏，可用鲜山楂、乌梅、石榴等调理口味，增进食欲，也可用橘皮、生姜、冰糖、鸡等煮汤服食。

（6）食道癌康复期

①食用营养丰富的、以植物性食物为主的多样化膳食，选择富含各种蔬菜和水果、豆类的植物性膳食，虽并不意味着素食，但应该让植物性食物占据饭菜的2/3以上。

②鼓励多吃蔬菜和水果，使其提供的热量达到总能量的7%，应吃多种蔬菜和水果，应达400g～500g。

③选用富含淀粉和蛋白质的主食，应占总能量55%～65%，精制糖提供的总能量应限制在10%以内。个体每日摄入的淀粉类食物应达到600g～800g，还应尽量食用粗加工的食物。

④保持适宜的体重，平均体质指数BMI＝体重（kg）/身高的平方（米），在整个成年阶段，应保持BMI为21～25，避免体重过低或过高。

⑤坚持体力活动，如果从事轻或中等体力活动的职业，则每天应进行约 1 小时的快步走或类似运动，每周还要安排至少 1 小时的较剧烈出汗运动。

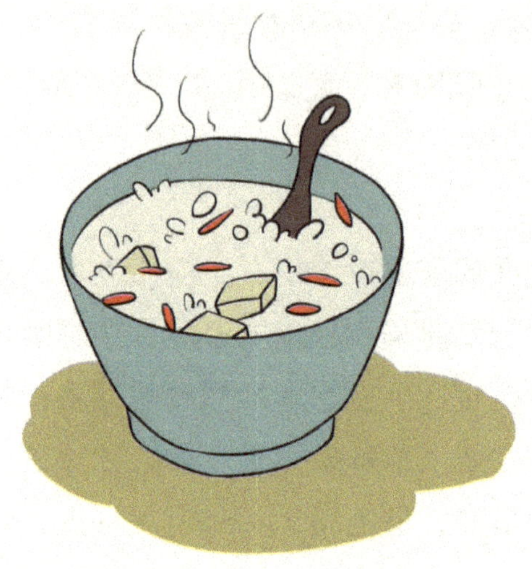

⑥当患者出现哽噎感时，不要强行吞咽，否则会刺激局部癌组织出血、扩散、转移和疼痛，在哽噎严重时，应进流食或半流食。

⑦避免进食冷流食，放置较长时间的偏冷的面条、牛奶、蛋汤等也不能喝，因为食道狭窄的部位对冷食刺激的感应十分明显，容易导致食道痉挛，发生恶心呕吐、疼痛和胀麻等感觉，所以进食以温食为好。

⑧不能吃辛、辣、臭、腥的刺激性食物，因为这些食物同样能引起食道痉挛，使患者产生不适。对于完全不能进食的食道癌患者，应采取静脉营养的方法输入营养素以维持患者机体的需要。

⑨不要饮酒，尤其反对过度饮酒。如果要饮酒，男性应限制在 2 杯，女性在 1 杯以内（1 杯的定义是啤酒 250ml，葡萄酒 100ml，白酒 25ml）。孕妇、儿童及青少年不应饮酒。

10 哪些因素会影响食道癌术后患者的生存率

（1）病理分期

包括两个方面，一个是肿瘤分期，一个是肿瘤的恶性程度。如果是早期食道癌，手术后5年的生存率可以高达80%，分期越晚，治愈的可能性越小。关于恶性程度，临床上一般以分化程度来表示，分化程度越低，恶性程度越高，手术后复发转移的可能性就越大。

（2）手术是否成功

医生的经验、治疗水平和所处环境、心情等因素都会影响手术的成功率。手术中肿瘤没有切除干净，或者淋巴清扫没有做彻底，都会影响术后的生存率。

（3）手术后的辅助治疗

正确的辅助治疗方案包括放化疗、介入及中医药治疗等，可以弥补手术切除中的不足，也可以帮助降低恶性程度高的食道癌术后转移复发的可能性。

（4）患者的个体差异

每个患者的病情、身体健康状况都是不同的，免疫系统直接影响了患者的健康情况，所以许多情况都是不可控的。

11 如何照顾食道癌术后患者

（1）精神护理

通过多年的临床观察，发现精神因素在很大程度上影响着免疫系统功能，如果精神和机体之间平衡失调，很容易诱发该疾病。因此，一定要保证良好的精神状态。

（2）定期复查

根据以往的临床经验，第一次复查通常安排在术后3个月左右，目的是了解患者的术后恢复情况，有无并发症出现，如吻合口狭窄、术后胃肠功能紊乱、营养不良及出现转移等。因此，要进行一些必要的检查，如浅表淋巴结有无转移、血常规、食管造影等，一旦发现问题及时治疗。

（3）合理膳食

由于该疾病造成患者体内的消耗较大，加之食欲缺乏，营养摄入多有不足，会造成食欲差等多种症状的出现。因此，可以给患者多吃一些高热量、高维生素、富含微量元素、高蛋白的食物。

（4）继续治疗

通常情况下，在进行手术之后，很容易发现食管断端残余有癌细胞，应有计划地进行综合治疗，如中医疗法和放射疗法。

由于食道癌的病情复杂凶险，一般在治疗之后，虽然能够使病情得到有效的缓解和控制，但仍需要做好科学合理的康复措施，避免疾病的再次复发甚至加重。

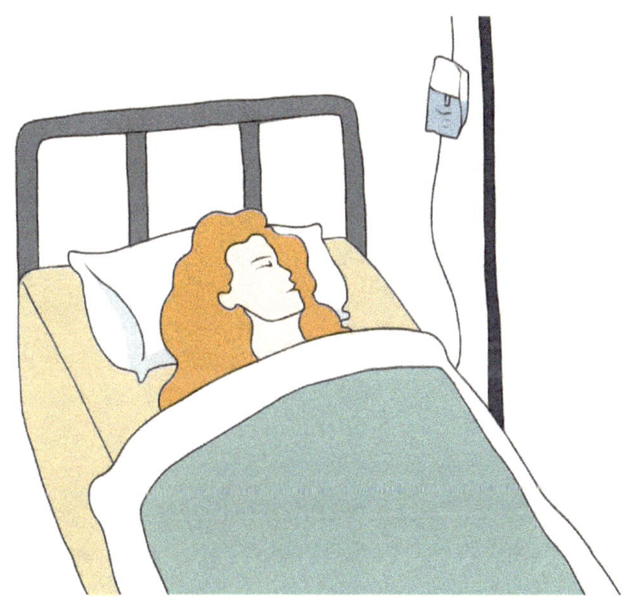

图书在版编目(CIP)数据

防癌抗癌常识/曾庆勇,王丽晶主编.
——南昌:江西科学技术出版社,2015.12
ISBN 978-7-5390-5474-2

Ⅰ.①防… Ⅱ.①曾… ②王… Ⅲ.①癌-防治 Ⅳ.①R73

中国版本图书馆 CIP 数据核字(2015)第 311845 号

国际互联网(Internet)地址:http://www.jxkjcbs.com
选题序号:ZK2015279
图书代码:D15090-101

防癌抗癌常识

主编/曾庆勇 王丽晶

责任编辑/范春龙 滕柏文
出版发行/江西科学技术出版社
社址/南昌市蓼洲街 2 号附 1 号
邮编/330009 电话/(0791)86623491 86639342(传真)
经销/各地新华书店
印刷/北京虎彩文化传播有限公司
版次/2016 年 3 月第 1 版
2016 年 3 月第 1 次印刷
开本/787mm×1092mm 1/16 10 印张
字数/100 千字
书号/ISBN 978-7-5390-5474-2
定价/28.00 元
赣版权登字-03-2015-242